北京市人口老龄化国情市情教育丛书

老龄热点问题大家谈

Discussion on Hot Topics of Aging

黄石松 | 主编
张航空 | 副主编

北京出版集团
北京出版社

图书在版编目（CIP）数据

老龄热点问题大家谈 / 黄石松主编；张航空副主编
. — 北京 ：北京出版社，2024.12
（北京市人口老龄化国情市情教育丛书）
ISBN 978-7-200-18657-4

Ⅰ. ①老… Ⅱ. ①黄… ②张… Ⅲ. ①老年人 — 医疗卫生服务 — 研究 — 北京 Ⅳ. ① R199.2

中国国家版本馆 CIP 数据核字（2024）第 088581 号

总 策 划：高立志　　责任编辑：白　云
责任印制：燕雨萌　　责任营销：猫　娘
封面设计：田　晗

·北京市人口老龄化国情市情教育丛书·
老龄热点问题大家谈
LAOLING REDIAN WENTI DAJIA TAN

黄石松　主　编
张航空　副主编

出　　版　北京出版集团
　　　　　北 京 出 版 社
地　　址　北京北三环中路 6 号
邮　　编　100120
总 发 行　北京伦洋图书出版有限公司
印　　刷　北京汇瑞嘉合文化发展有限公司
开　　本　710 毫米 ×1000 毫米　1/16
印　　张　19.5
字　　数　209 千字
版　　次　2024 年 12 月第 1 版
印　　次　2024 年 12 月第 1 次印刷
书　　号　ISBN 978-7-200-18657-4
定　　价　60.00 元

如有印装质量问题，由本社负责调换
质量监督电话　010-58572393

序 论

长寿是人类文明进步和经济社会全面发展的综合体现。随着生育率和死亡率的降低以及寿命的延长，人口老龄化已经成为客观现实和不可逆转的趋势，全球 65 岁以上的老年人口将从 2022 年的 10%上升到 2050 年的 16%。《2023 年世界社会报告：在老龄化的世界里不让任何一个人掉队》提出，让每个人都有平等的机会在健康良好和有经济保障的情况下变老。

中国的人口老龄化具有结构化、趋势化的特征，不可逆转，不能回避，只能积极应对，中国已经将实施积极应对人口老龄化上升为国家战略，制定发布了《国家积极应对人口老龄化中长期规划》。2023 年 5 月，二十届中央财经委员会第一次会议进一步强调，中国人口发展呈现少子化、老龄化、区域人口增减分化的趋势性特征，必须全面认识、正确看待人口发展新形势，完善新时代人口发展战略，认识、适应、引领人口发展新常态，以人口高质量发展支撑中国式现代化。

源起

人口老龄化叠加经济社会发展转型是贯穿 21 世纪首都北京的基本市情。截至 2023 年底，北京市共有 60 岁及以上常住老年人口494.8万人，占常住总人口的22.6%；户籍60岁及以上老年人口431.6万人，占户籍总人口的30.2%；北京已经迈入中度老龄化社会，有预测认为，到2035年前，北京市60岁及以上老年人口将接近700万人，北京市将长期处于深度老龄化社会的发展阶段。

规模庞大的老年群体的生活状况如何？老年人有什么样的需求？这些需求的满足情况如何？从目前的情况看，大约99%的老年人选择了社区居家养老，到底应该建立什么样的居家养老服务体系？在中国传统文化中，与死亡相关的议题一直属于禁忌或被忽视，应该如何更好地开展死亡教育，并完善安宁疗护服务体系，让老年人走得更有尊严？老年人的身心健康状况如何，到底应该建立什么样的老年健康支撑体系？如何调动社会各方面的资源，特别是建立有效的志愿服务和时间银行机制？作为首善之都，北京提出了建设国际一流和谐宜居之都的目标，但究竟应该按照什么标准建设老年宜居环境？建什么、怎么建？作为全球科技创新中心，北京如何发挥智慧技术的积极作用，强化应对人口老龄化的科技创新能力？街道（乡镇）[①] 是最基本的社会治理单元，社区是“家门外的家”，如何解决城乡社区养老服务资源的“碎片化”，打通养老服务“最后一米”的体制机制障碍？

这些都是近年来北京市委、市政府着力推动解决的问题，也是包括人大代表、政协委员在内的社会各界人士广泛热议的话题，更是直接关系到包括老年人在内的全体市民福祉的重大理论和现实问题。从2022年起，在北京市老龄协会的大力支持

① 2022年4月，中共北京市委办公厅、北京市人民政府办公厅印发的《关于推进街道乡镇养老服务联合体建设的指导意见》中，有街道乡镇、街道（乡镇）的表述，本着两种表述适用于不同语境的原则，本书未将两者硬性统一。

下，北京市老年学和老年健康学会组织会内专家学者和青年学生，在长期积累形成的研究成果基础上，大兴调查研究，深入城乡社区、老年人家庭和企事业单位等，开展了广泛的调研和充分的论证，形成了本书的主要内容。

主要内容

本书第 1 章《北京市老年人需要什么样的服务》由中国人民大学人口与发展研究中心副教授张航空撰写。文章基于 2020 年第七次全国人口普查数据分析了北京市人口老龄化和老年人口最新情况，以期准确把握新时代首都老年人口的需求特征，以老年人的需求为出发点和落脚点，研讨在实施积极应对人口老龄化国家战略中大家最关心的热点、难点问题，本章内容也为本书各章节的展开做了铺垫。

本书第 2 章《北京市社区支持下的居家养老服务发展》由中国人民大学国家发展与战略研究院高级研究员黄石松和中国人民大学老年学研究所博士研究生胡清撰写。机构养老、社区养老、居家养老被认为是三种传统的、基本的养老方式，随着家庭少子化、小型化、老龄化不断加剧，随着居住条件的普遍改善和独居老年人、纯老年人家庭的增加，以及互联网智慧技术和各类康复辅助器具的发展，这三种传统养老方式的概念内涵、功能形式、技术支撑以及所需要的政策支持也在不断演变和发展。社区支持下的居家养老方式被认为是最适合我国文化和社情民意、成本相对较低的养老方式。

北京市人口管理和服务的政策制度、社区规划和房屋建筑设计规范、住房交易和物业管理制度等都是在年轻型人口结构下建立起来的，已经不能适应老龄化社会发展的需要。突出表现在：社区支持养老服务的思路有待厘清，政策体系有待完善，组织保障机制有待健全。老年人对社区治理的参与度不高，社会组织发育不足，街道（乡镇）在养老服务资源的统筹、老年人的需求发现和诉求解决等方面的机制还不健全，养老服务还没有真正纳入基层社会治理的中心工作。

从中国特色社会治理体制出发，借鉴国际上社区养老服务的经验，完善北京市社区支持下的居家养老服务政策体系，应将落脚点放在基层社会治理改革上。一是明确街道乡镇、社区（村）在养老服务中的职能定位，加快构建多元主体共建共治共享格局；二是优化社区居家养老服务资源配置方式，促进机构、社区、居家养老服务协调发展，促进医养康养融合发展；三是完善社区居家"一体化"服务机制，包括建立并完善常态化议事协调机制、需求发现和供需精准对接机制、志愿服务和时间银行机制、老年人社会参与机制、社会评价机制等，从而走出一条具有首都特色的超大城市破解养老难的新路。

本书第3章《北京市老年健康服务体系建设》由中国老龄科学研究中心老龄健康研究所研究员伍小兰撰写。近年来，北京市结合自身资源特征，针对老年人多样化、多层次的健康服务需求，积极探索老年健康服务新模式，着力加大老年健康服务供给，形成了包括社区嵌入式老年护理、家医陪伴下的安宁疗护等在内的一系列老年健康服务新模式。

然而，老年人健康状态具有复杂性和动态性，在疾病谱和人口结构双重转变背景下，北京市老年健康服务体系建设还面临一些挑战：一是老年人主动健康能力亟待提升，健康素养还比较低，60岁至69岁老年人健康素养水平仅为17.2%，健康教育和预防保健工作基础较为薄弱；二是老年医学及相关学科发展不充分，老年综合评估、老年综合征管理和多学科诊疗等服务模式的覆盖面还很有限；三是康复护理、长期照护、安宁疗护等领域的资源投入相对不足，医疗服务的综合连续性不足；四是社区居家医养结合发展不充分，居家失能老年人照护服务能力亟待加强；五是有利于老年健康服务发展的价格和支付政策机制（如长期照护费用支付机制）尚未全面建立，并且存在较大的城乡、区域差距，提高老年健康服务体系的公平性和可及性任重道远。

展望未来，完善首都老年健康支撑体系：一要广泛宣传积极老龄观、健康老龄化理念，改变全社会对老年人和老龄化的消极态度，着力建设活力首都、健康北京；二要调整优化发展指标，调整优化资源配置方式，推进资源配置的综合连续、公平可及；三要立足整体性治理，建立老年健康服务的整合协调机制；四要建构健康与长期照护体系内部以及彼此间的联结、结合与合作，发展整合性服务；五要积极推动老年健康数字化发展。着力加速卫生健康数字新基建，全面推进面向社区卫生服务机构、养老机构的远程健康服务全覆盖，实现老年健康信息共享共联，通过科技赋能全面提升基层医疗卫生服务的效能。

本书第4章《北京市死亡教育及安宁疗护发展》由北京大学社会学系教授、北京大学应对老龄化国家战略研究中心主任陆杰华和北京大学社会学系硕士研究生程子航撰写。死亡教育重点关注“向死而生”的理念，有利于突破社会传统中“乐生讳死”的文化制约，普及“优逝”理念，帮助社会公众正确、科学地认识死亡，消解对于死亡的恐惧，树立现代文明健康的死亡观，从而更好地应对临终和丧亲。北京市老年人口基数大，老龄化程度深，作为首都，又是典型的超大城市，北京市死亡教育与安宁疗护的实践经验可以为我国乃至世界其他城市的发展提供示范样本与参考借鉴。新冠疫情以来，社会公众对死亡教育和安宁疗护的关注程度不断提高，北京市死亡教育和安宁疗护服务体系建设中还存在一些突出问题：一是死亡教育的普及程度、经济社会发展水平和老龄化发展程度相对较滞后；二是现有安宁疗护医疗资源难以满足日益增长的需求，安宁疗护机构、设施、床位等资源严重不足，安宁疗护专业人才培育与职业发展还存在严重的瓶颈；三是安宁疗护服务的均等化进程与服务质量有待提升，资源总量不足与区域资源分布不平衡并存；四是安宁疗护相关政策的顶层设计与规范标准有待完善，政策法规碎片化，政策实践性与指导性有待加强。

展望未来，推进北京市死亡教育和安宁疗护工作：一是落实政府在政策制定、规划建设、投入保障等方面的主体责任，加强长远规划和系统布局，完善相关配套政策；二是进一步优化医疗资源配置，扩大安宁疗护服务供给，加快建立健全以社区和居家为基础，机构为补充，综合、连续以及机构和居家相衔接的安宁疗护服务体系；三是进一步完善安宁疗护人才培养与管理体系，创新人才培养模式，拓宽人才培养的渠道和途径，建立职业发展通道和晋升机制；四是普及死亡教育，为安宁疗护发展营造良好舆论环境；五是进一步探索发展新兴技术在死亡教育与安宁疗护中的应用，充分利用新媒体技术加强死亡教育，鼓励技术应用示范项目和应用场景的创新，推动新兴技术落地推广。

本书第 5 章《北京市老年宜居环境建设》由中国人民大学

公共管理学院教授秦波、中国人民大学国家发展与战略研究院高级研究员黄石松、中国人民大学公共管理学院博士研究生郝美竹等撰写。本章内容是黄石松、秦波团队与北京市朝阳区民政局三年滚动合作的成果。在成功筹备和举办2008年奥运会和2022年冬奥会的过程中，北京市老年宜居环境建设取得了显著成就，但依然存在标准缺失、政策衔接不足、社会主体参与度不高等问题。

为此，课题组以世界卫生组织发布的《全球老年友好城市建设指南》为主要依据，从中国特色社会治理体制出发，基于老年人最直接的现实需求，从建筑、小区、社区、街道四个空间尺度，以及安全性、健康性、便捷性、舒适性、社会性五个评价维度，涵盖客观和主观两个视角，构建了一套基于“七有、五性”民生保障要求的老年宜居环境评价指标体系。在此基础上，选择朝阳区典型街乡社区为案例，根据上述指标体系，对适老居住环境、适老出行环境、适老健康支持环境、适老生活服务环境、敬老社会文化环境的现状及存在问题进行了全面梳理，对典型街乡社区的老年宜居环境进行了综合评估，提出了远期规划和近期实施的方案，并组织了施工改造，使社区面貌焕然一新，得到了辖区居民和社会各界的广泛认同。

在试点示范基础上，课题组对朝阳区老年宜居环境标准化工作进一步展开深入分析，形成了标准体系建设的整体思路，编制了《朝阳区老年宜居环境建设标准体系》，并率先研制发布了其中最主要的一项标准，即《老年宜居环境整合服务指南》团体标准，明确了老年宜居环境的总体要求、一般框架等，细化了适老居住、适老出行、适老健康支持、适老生活服务、敬老社会文化等方面的服务功能与要求。标准文件适用于老年宜居环境的建设、营造、服务和管理工作。

朝阳区是北京市城六区中面积和常住人口规模最大的区域，老年人口多且分布不均衡，高龄人口基数大，具有广泛的代表性和典型的示范意义。通过朝阳区的探索与实践，北京市形成新时代首都老年宜居环境建设的标准体系，初步回答了“国际一流和谐宜居之都”目标下老年宜居环境“建什么、怎么建”等问题，为形成老年宜居环境建设长效机制，实施积极应对人口老龄化国家战略提供了实践示范。

本书第 6 章《北京市养老志愿服务时间银行发展与展望》由北京大学人口研究所教授陈功、北京大学人口研究所博士研究生王英英、中国宏观经济研究院社会发展研究所研究实习员索浩宇、北京大学人口研究所硕士研究生张宸睿共同撰写。时间银行于 20 世纪 90 年代引入中国后，在本土化过程中与我国优秀传统文化紧密融合，在不断适应新时代发展需要的过程中，其内涵与外延得以逐步拓展，出现了“道德银行”“爱心银行”“公益银行”等各具特色和偏重的名称以及许多实践，为统一表述，本章仍使用“时间银行”作为主要名称。目前，养老功能已成为时间银行在我国本土化过程中体现得最基础和最广泛的功能，成为互助养老模式的重要补充，有效增加了互助养老的服务供给，并逐渐拓展成社会治理的有效平台和工具。

北京市在城市地区出现了“一刻公益社区发展服务中心”等实践，在农村地区出现了“怀柔六渡河村时间银行”等实践，且于 2023 年由市民政局、市财政局、团市委联合发布《北京市养老志愿服务“京彩时光”工作规范（试行）》，并同步上线使用养老志愿服务“京彩时光”信息平台，为养老志愿服务组织方、志愿者和服务对象提供注册、认证、供需对接、服务记录等全流程功能支持，秉承“今天存时间，明天换服务”的精神，为大力发展互助养老和志愿服务，扩大养老志愿服务社会参与提供了政策依据和平台支撑。虽然名称有所变化，但其运行原理和理念机制仍然是时间银行。北京市已经初步形成了具有特色的“北京方案”，但目前还处于初步发展阶段，其精细化管理程度不足，缺乏具体、规范、系统、合理的时间计量标准、志愿者培训制度、志愿服务评价与监督机制。展望未来，完善北京市养老志愿服务和时间银行体系，要持续完善相关制度，推动养老志愿服务规范化，以健全的公共政策体系和平台为养老志愿服务时间银行的顺利发展提供保障；要拓宽资金来源，实现多方协同参与；要不断提升服务质量，推动服务内容全面化；要重视城乡差异，结合“乡村振兴”战略与村镇规划设计内容，促进养老志愿服务时间银行在城乡间均衡发展；要提高统筹层级，实现全方位“通存通兑”；也要重视智能技术运用，提高科技赋能效率；同时还要推动模式创新，形成“北京方案”，贡献中国智慧。

本书第7章《智慧技术赋能北京市养老服务》由中国人民大学吴玉章讲席教授左美云、中国移动通信研究院用户与市场研究所副所长吴淑燕研究员共同撰写。智慧技术在社会各行各业的广泛渗透和应用也为养老服务发展带来了新机遇，智慧技术赋能养老服务，使得养老服务的效率和质量得到提高，老年人的获得感和满意度得以提升。北京市是首善之都，在智慧技术赋能养老服务领域探索出了“资源整合”模式、“多态接入”

模式、“双向确认的抢单”模式、“实时监控—电子围栏”模式、“视频监管”模式、“一键呼”模式、“数字伴侣”模式等多种鲜活生动的实践经验。

北京市各区平台种类繁多，设备制式不一，许多设备互不兼容，甚至是区里用一个平台，街道用一个平台，社区又用一个平台。同一个街道多个平台，有的还两三年换一个平台，这就导致接入平台的线下养老服务机构无所适从，老年人倍感麻烦，从事养老服务管理的各级工作人员也深感疲惫，降低了大家对智慧技术赋能养老的热情和满意度，平台也没有很好地实现规模效应。

展望未来，北京市推进智慧技术赋能养老服务：一是做好摸底调查，从“需求端”掌握各级智慧养老服务平台的现状；二是做有为政府，有步骤地推动全市智慧养老服务平台的统一；三是激活有效市场，在兜底保障的基础上引导养老服务市场的发育；四是发放“智慧助老”个人荣誉证书，提升家庭在智慧技术赋能养老中的积极作用；五是面向老年友好型社会建设，搭建“可插拔”智慧养老服务平台；六是统一全市老年人的登录入口，便利老年人享受各种智慧养老服务。

本书第 8 章《北京市养老服务联合体的探索与实践》由中国人民大学国家发展与战略研究院高级研究员黄石松、中国人民大学老年学研究所博士研究生胡清共同撰写。养老服务落地、落实、落细的难点在基层。北京市养老服务联合体建设是在街道乡镇党建引领下，以辖区养老照料中心、养老服务驿站、卫生服务中心等核心层服务主体以及各类服务商等关联层服务主体为依托，以常态化议事协调机制和信息化平台为支撑，为老年人提供就近精准服务的区域养老服务新模式。其本质特征是针对人口老龄化所带来的社会需求变化，通过制度创新，让基层政权有能力、有资源解决第一线的诉求，是党建引领、政府主导、政企合作、政社合作的有机统一。

截至2022年底，北京市343个街道乡镇均已建立养老服务联合体决策机制，取得了明显的成效，但也存在一些突出的问题：一是建设不平衡在一定程度上影响了全市养老服务体系建设工作的整体推进；二是养老服务联合体建设中政府究竟应该承担什么责任、提供哪些支持、以什么样的机制和方式推动工作；三是如何通过政策引导和机制设计，在养老服务联合体内部多元主体之间形成上下贯通、错位经营、优势互补的格局，而不是互设藩篱、恶性竞争。这既是首都特色社会养老服务体系建设中必须明确的问题，更是科学界定政府与市场、政府与社会的关系，有效发挥市场机制和社会机制作用的关键。

展望未来，进一步完善养老服务联合体机制，实现首都基层养老服务能力的全面提升，一要聚焦基本养老服务清单，明确基层养老服务能力建设的重点任务；二要强化责任共担、条抓块统，理顺养老服务多元供给主体的关系；三要尊重基层的首创意识，因地制宜鼓励基层社会治理机制和方式方法的创新，着力解决养老服务“最后一米”落地的体制机制障碍；四要坚持市场导向，完善资源统筹机制，坚持互助共享理念激发社群治理的效能；五要通过数字赋能，优化与“三边四级”社会养老服务体系相适应的多层次信息治理机制；六要因地制宜加快农村地区养老服务联合体建设，实现养老服务的城乡统筹发展。

作为一本普及人口老龄化国情市情的教育丛书，本书在编写过程中，我们注重内容的广泛性、权威性和可读性，坚持从“大家”中来，到“大家”中去。在选题策划中，广泛汇集民意、集中民智，大兴调查研究，深入京津冀地区养老机构、社区等一线。在文稿撰写和审阅中，注重发挥学会知名专家学者的优势，力求在确保权威性、专业性的同时，做到深入浅出、通俗易懂，积极回应社会关切和热点难点问题。注重学术研究与参政议政相结合，通过人大代表议案、政协委员提案等多种渠道将理论成果转化为政策建言，服务和推动实践探索；注重典型案例的剖析和基层经验的总结，让人民群众身边发生的真实情况成为人口老龄化教育的鲜活素材，从而提高人口老龄化教育的广泛性、深入性和接受度。

思考与展望

面临百年未有之大变局，人口老龄化正以一种前所未有的方式展开。党的二十大开启了谱写中国式现代化的新征程，北京也提出了率先实现现代化的发展目标，在建设国际科技创新中心、全球数字经济标杆城市、国际消费中心城市、现代化首都都市圈等方面都做出了新的部署。在这样的背景下，北京必须统筹处理好人口与经济、社会、资源、环境之间的互动关系，构建以长期均衡发展为目标的人口发展新战略，以人口高质量发展支撑首都率先实现现代化。其中，需要着力解决的议题包括人口老龄化与城市发展活力、人口高龄化及其应对、区域人口发展的不平衡及其应对，等等。

具体到老年人的福祉方面，比如，相对于老年人的物质文明建设，老年人的精神文化需求更加凸显。世界卫生组织提示，老年阶段的精神心理健康与生命的其他阶段同等重要，约有

14%的60岁及以上的老年人患有精神障碍。[①] 为此，世界卫生组织制定了《2013—2030年精神卫生综合行动计划》。对于北京来说，应如何保障首都老年人的精神健康、促进活力老龄社会建设？再如，随着老年人使用互联网的普及，作为全国文化中心以及全球数字经济标杆城市，北京市应率先消除老年人数字鸿沟，加强老年人权益保障，进一步明确政府保障老年人信息知情权的义务，进一步畅通老年人网络话语权行使渠道，进一步完善老年人虚拟财产的保护制度。当前，北京市70岁以下的低龄老年人占60%，且受教育程度普遍较高，拥有高中及以上文化水平的占39.2%，远高于全国平均水平的13.9%。积极开发老年人力资源，既是贯彻积极老龄观、健康老龄化理念，促进老年人老有所为、老有所乐的必然要求，也是充分认识老年人的社会价值，盘活社会资源，促进经济社会高质量发展的必然要求。

这些都是牵涉每一个老年人福祉和全社会稳定的重大问题。北京作为中国的首都，各方面工作具有代表性、指向性。新时代首都发展必须坚持首善标准，在新时代新征程上，北京积极应对人口老龄化应坚持全球视野、国际眼光，充分吸取世界各国的先进经验，全面深化改革，保持各项工作在全国起到引领和示范表率作用，积极探索创新，提供积极应对人口老龄化的北京方案、北京智慧、北京力量。这也对理论研究工作和人口老龄化国情市情教育工作提出了时代命题，指明了努力的方向。

致谢

本书得到了多方支持和帮助。时任北京市卫生健康委党委

---

① 世界卫生组织．老年人的精神卫生［EB/OL］．（2023-10-20）［2024-11-22］．https：//www.who.int/zh/news-room/fact-sheets/detail/mental-health-of-older-adults.

委员、一级巡视员、北京市老龄协会会长王小娥女士对选题和构思进行了全面的指导。北京市老龄协会副会长孙立国、宣传教育处处长郭南方等领导提出了具体指导意见。本书各章节的具体内容也得到了北京市卫生健康委老龄健康处丁卫华处长、北京市民政局养老服务中心周洪敬主任等领导的指导。北京市老年学和老年健康学会副会长、北京友谊医院原理事长辛有清教授，北京市老年学和老年健康学会副会长兼秘书长、中国人民大学老年学研究所孙鹃娟教授对一些章节的具体内容提供了指导意见。在素材的收集、文稿的推敲等方面也得到了首都医科大学护理学院副院长景丽伟教授、马丽莉讲师等同人的大力支持，北京市老年学和老年健康学会副秘书长、首都医科大学友谊医院孙颖女士，首都医科大学公共卫生学院博士研究生程思齐也参与了老年健康服务体系等方面的工作，北京市老年学和老年健康学会秘书处张航空、卞学忠、王军杰三位副秘书长完成了文稿汇总、与出版社协调联络和落实等很多繁杂、琐碎的工作，我的博士研究生胡清、中国医学科学院北京协和医学院姜文琪也参与了部分行政工作。北京出版集团在较短时间内完成了审稿工作，在此一并致以最诚挚的感谢！

尽管编写审校人员下了很大功夫，但由于老龄相关理论和实践仍在不断发展中，加之编写时间和编写人员水平有限，本书仍然存在一些疏忽与错误，敬请广大读者提出宝贵意见和建议。让我们共同努力，让学习点亮生活，让人口老龄化国情市情教育蔚然成风。

黄石松

2024 年 11 月

目　录

第1章　北京市老年人需要什么样的服务 ………………… 1
第一节　老年人基本情况 ……………………………… 4
一、老年人分布状况 ……………………………… 4
二、老年人婚姻状况 ……………………………… 6
三、老年人受教育状况 …………………………… 7
第二节　老年人家庭与居住状况 …………………… 9
一、老年人家庭状况 …………………………… 10
二、老年人居住状况 …………………………… 11
第三节　老年人主要生活来源状况 ………………… 15
一、老年人主要生活来源现状与变化趋势 ……… 16
二、不同特征老年人主要生活来源差异 ………… 17
第四节　老年人健康状况 …………………………… 23
一、老年人健康现状与变化趋势 ………………… 23
二、不同特征老年人健康状况差异 ……………… 24
第五节　流动老年人状况 …………………………… 26
一、流动老年人的规模与比例 …………………… 27

二、流动老年人的基本特征 …… 27
第六节 老年人的养老服务需求特征分析 …… 30
一、就地养老型老年人需要高质量社区居家养老服务 …… 30
二、不健康老年人需要高质量老年健康服务 …… 31
三、失能老年人需要高质量护理服务 …… 32
四、老年人参与社会需要老年宜居环境建设 …… 34
五、受教育程度高的老年人需要智慧健康养老服务 …… 35
六、人户分离老年人需要属地化养老服务 …… 36
七、老年人需要个性化的巡视探访服务 …… 37
八、养老/康养型流动老年人需要刚需服务 …… 39

第2章 北京市社区支持下的居家养老服务发展 …… 41
第一节 问题提出与基本概念 …… 43
一、问题提出 …… 43
二、基本概念 …… 46
第二节 我国社区支持下的居家养老服务的发展历程 …… 50
一、家庭养老和针对特定群体的机构养老相结合（从新中国成立到改革开放初期） …… 51
二、初步形成机构、社区、居家三种基本养老方式（1978—1999） …… 51

三、政府主导构建多元参与的社会养老服务体系（2000—2012）…… 53
四、统筹推进机构、社区、居家养老融合发展（2013 年至今）…… 54
第三节 北京市社区居家养老服务发展现状与问题…… 58
一、北京市社区居家养老服务发展现状…… 58
二、北京市社区居家养老服务发展面临的突出问题…… 62
第四节 加快北京市社区支持下的居家养老服务的对策建议…… 66
一、完善人口管理和服务政策…… 66
二、建立健全年龄友好型住房政策…… 67
三、构建多元主体共建共治共享格局…… 69

第 3 章 北京市老年健康服务体系建设 …… 73
第一节 问题的提出…… 75
一、老年人健康需要的特点…… 75
二、人口老龄化对健康服务体系的挑战…… 77
第二节 北京市老年健康服务的政策和实践发展…… 79
一、老年健康服务政策梳理…… 79
二、老年健康服务指标体系…… 81
三、老年健康服务发展现状…… 83
四、老年健康服务典型案例…… 85
第三节 北京市老年健康服务发展面临的挑战…… 89

一、医疗卫生资源存在结构性失衡 …… 89
二、老年健康服务链尚未有效形成 …… 91
三、老年健康服务支持政策还不完善 …… 93
四、老年健康服务统筹机制尚不健全 …… 95
第四节　推进北京市老年健康服务发展的建议 …… 97
一、加大健康老龄化理念宣传 …… 97
二、优化老年健康服务资源配置 …… 98
三、完善老年健康服务政策支持 …… 100
四、强化老年健康服务整体性治理 …… 102

第4章　北京市死亡教育及安宁疗护发展 …… 107
第一节　问题的提出 …… 110
一、死亡教育与安宁疗护的概念内涵 …… 110
二、北京市死亡教育与安宁疗护发展的意义 …… 112
第二节　北京市死亡教育及安宁疗护的发展现状 …… 115
一、北京市死亡教育及安宁疗护的发展脉络 …… 115
二、北京市死亡教育及安宁疗护体系建设的现状 …… 117
三、北京市死亡教育及安宁疗护相关政策的主要进展 …… 122
四、北京市安宁疗护服务开展与体系建设的典型案例 …… 125
第三节　北京市安宁疗护服务体系建设面临的主要挑战 …… 132

一、现有安宁疗护医疗资源难以满足公众日益增长的需求 …… 132
二、传统文化的影响与死亡教育的缺失 …… 134
三、安宁疗护服务的均等化进程与服务质量有待提升 …… 135
四、安宁疗护相关政策的顶层设计与规范标准有待完善 …… 136
第四节 北京市死亡教育与安宁疗护服务发展提升的对策建议 …… 137
一、进一步推动与促进死亡教育与安宁疗护相关政策体系建设 …… 137
二、进一步优化医疗资源配置与扩大安宁疗护服务的供给 …… 138
三、进一步建立与完善安宁疗护人才的培养与管理体系 …… 139
四、进一步宣传推广死亡教育以提高公众对安宁疗护的认知度 …… 141
五、进一步探索发展新兴技术在死亡教育与安宁疗护中的应用 …… 142

第5章 北京市老年宜居环境建设 …… 145
第一节 老年宜居环境的概念与发展 …… 147
一、概念内容 …… 147
二、发展演变 …… 148

三、现实需求 …… 150
第二节　国内外老年宜居环境建设 …… 152
一、国外建设状况 …… 152
二、国内发展状况 …… 153
第三节　北京市老年宜居环境建设现状与问题 …… 156
一、建设现状 …… 156
二、典型案例 …… 158
三、问题总结 …… 169
第四节　北京市老年宜居环境建设未来展望 …… 173
一、加强老年宜居环境建设顶层设计 …… 173
二、优化资源配置以形成政策合力 …… 174
三、引导多元主体共同参与 …… 175
四、形成可持续的建设机制与模式 …… 176

第6章　北京市养老志愿服务时间银行发展与展望 …… 179
第一节　时间银行基本概念 …… 181
一、时间银行的缘起和发展 …… 181
二、时间银行的概念和价值 …… 182
三、本土化时间银行的概念与适用范围 …… 183
第二节　国际时间银行发展状况 …… 184
一、国际时间银行研究现状 …… 184
二、国际时间银行代表性案例：澳大利亚时间银行 …… 187

三、启示与建议 …… 188
第三节 中国时间银行本土化经验 …… 190
一、时间银行作为为老服务和产品供给体系的有力补充 …… 191
二、时间银行作为基层社区和社会治理的平台和工具 …… 192
三、时间银行作为挖掘人口红利的重要途径 …… 193
四、时间银行作为优化财富第三次分配的重要路径之一 …… 194
第四节 北京市养老志愿服务时间银行的探索实践 …… 195
一、北京市养老志愿服务时间银行政策历程梳理 …… 195
二、北京市养老志愿服务时间银行典型案例 …… 200
三、总结与展望 …… 204

第7章 智慧技术赋能北京市养老服务 …… 211
第一节 智慧技术赋能养老服务的时空应用及价值 …… 213
一、智慧养老的含义与发展 …… 213
二、老年人在智慧技术赋能下美好的一天 …… 216
三、智慧技术赋能老年人的居家生活 …… 218
四、智慧技术赋能养老服务的价值 …… 222
第二节 新兴智慧技术赋能养老服务的应用 …… 224
一、大数据技术赋能养老服务的应用 …… 224
二、人工智能赋能养老服务的应用 …… 225

三、区块链技术赋能养老服务的应用 …………… 227
第三节　智慧养老服务的进展与案例 ………………… 229
一、中国智慧养老产品与服务的进展 …………… 230
二、国外智慧养老服务的典型案例 ……………… 231
三、国内智慧养老服务的典型案例 ……………… 232
第四节　促进北京市智慧养老发展的分析与建议 …… 234
一、北京市智慧养老服务的典型案例 …………… 234
二、智慧技术赋能北京市养老服务的现状分析 … 238
三、促进智慧技术赋能北京市养老服务的发展建议 ………………………………………… 240

第 8 章　北京市养老服务联合体的探索与实践 ……… 245
第一节　北京市养老服务联合体的发展演进 ………… 247
一、养老服务联合体的缘起 ……………………… 247
二、养老服务联合体的政策加持 ………………… 248
三、养老服务联合体的内涵要义 ………………… 250
四、养老服务联合体建设初见成效 ……………… 251
第二节　北京市养老服务联合体的典型案例 ………… 257
一、东城区朝阳门街道养老服务联合体 ………… 257
二、西城区什刹海街道养老服务联合体 ………… 262
三、密云区十里堡镇养老服务联合体 …………… 267
第三节　北京市养老服务联合体建设中存在的突出问题 ………………………………………… 270

一、建设不平衡制约整体工作推进 ………………… 270
二、政策不配套影响体系化效能发挥 …………… 271
三、运行机制不协调影响可持续发展 …………… 273
第四节　加快北京市养老服务联合体建设的建议 …… 275
一、聚焦基本养老服务，明确建设重点 ………… 276
二、聚焦“条块分割”，理顺决策机制 ………… 277
三、坚持市场导向，完善资源统筹机制 ………… 278
四、坚持互助共享，激发社群机制效能 ………… 279
五、数字赋能优化“三边四级”信息治理
机制 ……………………………………………… 280
六、因地制宜加快农村养老服务联合体建设 …… 280

图表目录

图 2-1　北京与全国 60 岁及以上老年人百分比对照图（2014—2025）…… 46
图 5-1　老年宜居环境指标层级 …… 159
图 5-2　适老居住环境示意图 …… 162
图 5-3　适老出行环境示意图 …… 163
图 5-4　适老健康支持环境示意图 …… 163
图 5-5　老年宜居环境近期改造内容 …… 164
图 5-6　老年宜居环境远期改造内容 …… 165
图 5-7　老年宜居环境建设标准化现状及需求 …… 166
图 5-8　老年宜居环境建设标准体系思路图 …… 167
图 5-9　老年宜居环境建设标准化框架 …… 168
图 8-1　朝阳门街道养老服务联合体“三床+一床”服务模式 …… 261
图 8-2　什刹海街道区域养老服务联合体组成 …… 263
图 8-3　什刹海街道区域养老服务联合体统一标识 …… 263
图 8-4　什刹海街道养老服务联合体议事协商机制框架图 …… 265

表 1-1　2020 年北京市各区 60 岁及以上老年人口规模………5
表 1-2　2010—2020 年北京市老年人婚姻状况及变化 ………6
表 1-3　2020 年北京市不同性别老年人婚姻状况 ……………7
表 1-4　2000—2020 年北京市老年人受教育状况 ……………8
表 1-5　2020 年北京市准老年人和老年人受教育状况 ………9
表 1-6　2010—2020 年北京市常住人口家庭中有老年人的家庭户数量及构成分布 ……………………11
表 1-7　2020 年北京市各区老年人居住状况……………………12
表 1-8　2020 年北京市不同年龄老年人居住状况………………14
表 1-9　2020 年北京市不同健康状况老年人居住状况…………15
表 1-10　2010—2020 年北京市 60 岁及以上老年人主要生活来源状况 ………………………………………17
表 1-11　2020 年北京市 60 岁及以上不同性别老年人主要生活来源状况 ……………………………18
表 1-12　2020 年北京市 60 岁及以上不同年龄组老年人主要生活来源状况 ……………………………19
表 1-13　2020 年北京市 60 岁及以上城乡老年人主要生活来源状况 ………………………………………19
表 1-14　2020 年北京市各区老年人主要生活来源状况 ……20
表 1-15　2020 年北京市不同健康状况老年人主要生活来源状况 ……………………………………………21
表 1-16　2020 年北京市不同居住状况老年人主要生活来源状况 ……………………………………………22
表 1-17　2010—2020 年北京市 60 岁及以上老年人健康状况自评 ……………………………………………23

表 1-18　2020 年北京市不同性别老年人健康状况自评 …… 24
表 1-19　2020 年北京市不同年龄组老年人健康状况自评 …… 25
表 1-20　2020 年北京市不同居住状况老年人健康状况自评 …… 26
表 1-21　2020 年北京市不同健康状况流动老年人主要生活来源 …… 29
表 3-1　北京市老年健康服务指标体系 …… 81
表 5-1　老年宜居环境建设框架（世界卫生组织）…… 152
表 5-2　积极应对人口老龄化相关政策文件 …… 154
表 5-3　街道层面（客观层面）老年宜居环境评价情况 …… 160
表 6-1　北京市养老志愿服务时间银行主要政策目录 …… 196

第 1 章

北京市老年人需要什么样的服务

张航空[*]

* 张航空，中国人民大学人口与发展研究中心副教授。

截至2020年第七次全国人口普查，北京市进入老龄化社会已经30年。2010年以来，北京的人口老龄化和老年人口发生了哪些变化？规模庞大的老年群体的生活状况如何？老年人有什么样的需求？这些需求的满足情况如何？到底应该建立什么样的社会养老服务体系？第七次全国人口普查提供的数据能够准确、及时地回应上述问题。因此，利用第七次全国人口普查数据，对北京的人口老龄化和老年人口进行全面深入分析具有重要的现实意义。

2020年，党的十九届五中全会将实施积极应对人口老龄化上升为国家战略。人口老龄化趋势如何演进是实施积极应对人口老龄化国家战略的首要依据，对人口老龄化趋势进行分析和预判，有助于提升积极应对人口老龄化国家战略实施方案的科学性和准确性。社会养老服务体系建设是积极应对人口老龄化国家战略的基础性、支柱性工作，也是当前人民群众最直接、最迫切的需求。《北京市老龄事业发展报告（2020）》显示，“十三五”期间北京市老龄政策更加完备、多层次基本养老服务体系基本形成、老年健康服务体系建设初见成效、老年宜居环境建设有序推进、老龄事业和老龄产业全面协同发展，已经形成具有首都特色的超大城市养老服务模式，但也存在养老服务供给总量不足与供需不匹配等结构性矛盾。

因此，从国家战略的高度，立足新的发展阶段，以新发展理念为指导，本文基于2020年第七次全国人口普查数据分析北京人口老龄化和老年人口最新情况，以期准确把握新时代首都老年人口的需求特征，以老年人的需求为出发点和落脚点，完善社会养老服务体系建设。

第一节　老年人基本情况

2020 年北京市第七次全国人口普查数据显示，北京市 60 岁及以上老年人口数量为 429.86 万人，占常住人口的比例为 19.63%。按照 65 岁的口径，2020 年北京市 65 岁及以上老年人口占比达到 13.30%，不管是按照 60 岁口径还是 65 岁口径，北京市都即将步入中度老龄化社会。《北京市 2023 年国民经济和社会发展统计公报》数据显示，2023 年北京市 60 岁及以上常住老年人口数量达到 494.8 万人，占比达到 22.6%，已经进入中度老龄化社会。在进入中度老龄化社会阶段，老年人口的基本状况如何，对于下一步建设社会养老服务体系有着非常重要的参考价值。

一、老年人分布状况

（一）城乡分布

老年人主要集中在城镇。从 2020 年北京市第七次全国人口普查数据来看，居住在城镇的老年人有 367.52 万人，占全部老年人的 85.50%；居住在农村的老年人有 62.34 万人，占全部老年人的 14.50%。

（二）区域分布

老年人主要集中在城市功能拓展区和城市发展新区。从 2020 年北京市第七次全国人口普查数据来看（见表 1-1），朝阳区的老年人口规模最大，高达 70.89 万人；排名第二和第三的是海淀区的 57.83 万人和丰台区的 47.90 万人；老年人口规模在 30 万—40 万人之间的区有 2 个，分别是通州区和昌平区；老年人口规模在 20 万—30 万人之间的区有 4 个，分别是西城区、顺义区、房山区和大兴区；4 个区老年人口规模在 10 万—20 万人之间，分别是东城区、石景山区、平谷区和密云区；还有 3 个区的老年人口规模在 10 万人以下，分别是门头沟区、怀柔区和延庆区。从四大功能区老年人口规模来看，首先是城市功能拓展区老年人口规模达到 190.40 万人，占全部老年人口的 44.29%；其次是城市发展新区，老年人口规模达到 117.32 万人，占全部老年人口的 27.29%；再次是生态涵养发展区，老年人口规模达到 74.68 万人，占全部老年人口的 17.37%；最后是老年人口规模最少的首都功能核心区，只有 47.48 万人，占全部老年人口的 11.05%。

表 1-1　2020 年北京市各区 60 岁及以上老年人口规模①

单位：万人

地区	规模	地区	规模	地区	规模	地区	规模
东城区	18.75	石景山区	13.78	通州区	31.60	怀柔区	8.62
西城区	28.73	海淀区	57.83	顺义区	21.88	平谷区	10.99
朝阳区	70.89	门头沟区	8.88	昌平区	33.92	密云区	12.21
丰台区	47.90	房山区	26.02	大兴区	29.92	延庆区	7.96

① 北京市第七次全国人口普查领导小组办公室，北京市统计局．北京市人口普查年鉴 2020［M］．北京：中国统计出版社，2022.

二、老年人婚姻状况

超过八成的老年人有配偶，老年人有配偶的比例进一步上升。从2020年北京市第七次全国人口普查数据来看（见表1-2），80.54%的老年人有配偶，15.89%的老年人丧偶，离婚和未婚的比例均比较低。从绝对规模来看，丧偶的老年人有68.30万人，未婚的老年人有3.91万人。与2010年北京市第六次全国人口普查数据相比，2020年老年人有配偶的比例进一步上升，未婚、离婚的比例也在上升，只有丧偶的比例在下降。需要注意的是，因为人口普查只关注老年人的婚姻状况，并不关注老年人婚姻状况的变化过程。所以，有配偶的老年人比例上升可能是离婚和丧偶后再婚。

表1-2　2010—2020年北京市老年人婚姻状况及变化①

单位：%

婚姻状况	2010年	2020年
未婚	0.66	0.91
有配偶	76.42	80.54
离婚	1.26	2.66
丧偶	21.66	15.89
合计	100.00	100.00

男性老年人有配偶的比例更高，女性老年人丧偶的比例更高。从2020年北京市第七次全国人口普查数据来看（见表1-

---

① 北京市第六次全国人口普查领导小组办公室，北京市统计局，国家统计局北京调查总队．北京市2010年人口普查资料［M］．北京：中国统计出版社，2012. 北京市第七次全国人口普查领导小组办公室，北京市统计局．北京市人口普查年鉴2020［M］．北京：中国统计出版社，2022.

3)，男性老年人未婚的比例高于女性老年人，有配偶的比例远高于女性老年人，差距达到了 14.97 个百分点。相应来说，男性老年人离婚的比例低于女性老年人，丧偶的比例远低于女性老年人，差距达到了 14.98 个百分点。

表 1-3　2020 年北京市不同性别老年人婚姻状况①

单位：%

婚姻状况	男性	女性
未婚	1.25	0.61
有配偶	88.47	73.50
离婚	2.32	2.95
丧偶	7.96	22.94
合计	100.00	100.00

三、老年人受教育状况

（一）老年人受教育现状

超过四成的老年人受教育程度在高中及以上，老年人的平均受教育年限不断提升。从 2020 年北京市第七次全国人口普查数据来看（见表 1-4），北京市老年人受教育程度在小学及以下的比例刚刚超过两成，初中的比例刚刚超过 1/3，高中的比例接近 1/4，大专及以上的比例超过了两成。与此同时，从最近三次北京市人口普查数据来看，北京市老年人的平均受教育年限不断上升，从 2000 年的 6.79 年提升至 2010 年的 8.94 年，再进一步

① 北京市第七次全国人口普查领导小组办公室，北京市统计局．北京市人口普查年鉴 2020［M］．北京：中国统计出版社，2022.

提升至2020年的10.30年。另外，不同受教育程度老年人口比例也在变化，未上过学（含学前教育）、小学的比例不断下降，初中、高中、大专及以上的比例不断上升。值得关注的是，大专及以上的比例在2020年首次突破两成，数量达到了88.73万人。而且，北京市老年人中大专及以上的比例远高于全国的平均水平（3.98%）。

表1-4　2000—2020年北京市老年人受教育状况①

单位:%，年

年份	未上过学（含学前教育）	小学	初中	高中	大专及以上	平均受教育年限
2000	25.67	32.93	15.73	13.07	14.75	6.79
2010	11.07	27.58	27.60	14.95	18.80	8.94
2020	3.64	17.92	33.53	24.17	20.64	10.30

（二）老年人受教育状况预判

2020—2030年将会有更多的大专及以上准老年人进入老年。分年龄来看（见表1-5），年龄越大的老年人平均受教育年限越高，主要体现在受教育程度为未上过学（含学前教育）、小学的老年人随着年龄的增长而增长，受教育程度为初中和高中的比例在下降。非常值得注意的是，大专及以上的比例随着年龄的增长，是在不断地上升而不是下降，这与全国的走势是背离的。如果把年龄进一步放宽到50—59岁，可

① 北京市人口普查办公室，北京市统计局．北京市2000年人口普查资料［M］．北京：中国统计出版社，2002. 北京市第六次全国人口普查领导小组办公室，北京市统计局，国家统计局北京调查总队．北京市2010年人口普查资料［M］．北京：中国统计出版社，2012. 北京市第七次全国人口普查领导小组办公室，北京市统计局．北京市人口普查年鉴2020［M］．北京：中国统计出版社，2022.

以看到2020—2030年的趋势，50—59岁准老年人中大专及以上的比例达到了26.99%，绝对数量为87.65万人，2020年60岁及以上老年人中大专及以上学历的规模为88.73万人，意味着2020—2030年期间大专及以上老年人的增量与现有的存量基本相当。

表1-5　2020年北京市准老年人和老年人受教育状况①

单位：%

年龄组	未上过学（含学前教育）	小学	初中	高中	大专及以上	合计
50—59岁	0.66	8.68	38.17	25.47	26.99	100.00
60—69岁	1.71	12.11	37.19	28.89	20.10	100.00
70—79岁	3.17	22.58	33.82	19.41	21.02	100.00
80岁及以上	12.90	33.65	18.16	13.10	22.19	100.00

注：数据合计采用四舍五入法，故实际加总不一定达100%。下同。

第二节　老年人家庭与居住状况

对比以往的人口普查数据可以发现，与子女同住的老年人口比例在下降，独居和仅与配偶同住的老年人比例在上升。②③近年来，虽然养老服务体系建设取得了不俗的成绩，但是，家庭养老依然是我国最主要的养老方式，以配偶和子女为代表的

① 北京市第七次全国人口普查领导小组办公室，北京市统计局．北京市人口普查年鉴2020［M］．北京：中国统计出版社，2022.

② 杜鹏．中国老年人居住方式变化的队列分析［J］．中国人口科学，1999（3）：53-58.

③ 曾毅，王正联．中国家庭与老年人居住安排的变化［J］．中国人口科学，2004（5）：2-8.

家人在养老过程中依然发挥非常重要的作用。所以，老年人的家庭与居住状况及其走势对于老年人养老服务需求的满足以及养老服务体系建设有着重要的参考价值。

一、老年人家庭状况

（一）老年人家庭户数量

老年人家庭户数量进一步增加。从 2020 年北京市第七次全国人口普查数据来看，2020 年有老年人的家庭户数量达到了 271.52 万户，与 2010 年北京市第六次全国人口普查数据相比，2020 年有老年人的家庭户数量增加了 107.29 万户。其中，首先是有两个老年人的家庭户数增加最多，增加了 58.98 万户；其次是有一个老年人的家庭户，增加了 45.68 万户。从增加速度来看，有三个及以上老年人的户数增加速度最快，与 2010 年相比，2020 年增加了 189.26%。

（二）老年人家庭户构成

空巢老年人和独居老年人家庭户比例超过四成。从 2020 年北京市第七次全国人口普查数据来看（见表 1-6），2020 年北京市有 60 岁及以上老年人的家庭户中单身老年人户数量为 50.01 万户，比例为 18.42%；只有一对老年夫妇的户数量为 69.51 万户，比例为 25.60%，二者之和超过四成，绝对数量接近 120 万户。虽然有三个 60 岁及以上老年人的家庭户的比例只有 1.48%，但是，绝对数量超过 4 万户，这些家庭中老年人的平均年龄更大，健康状况更差，更加需要给予关心和帮助。

表1-6　2010—2020年北京市常住人口家庭中有老年人的家庭户数量及构成分布[①]

单位:%

年份	有一个60岁及以上老年人			有两个60岁及以上老年人			有三个60岁及以上老年人	合计
	单身老年人	其他	小计	只有一对老年夫妇	其他	小计		
2010	14.88	38.48	53.36	20.64	25.15	45.79	0.85	100.00
2020	18.42	30.68	49.10	25.60	23.81	49.41	1.48	100.00

二、老年人居住状况

(一) 老年人居住现状

不与子女同住的老年人比例超过一半。第七次全国人口普查首次把老年人居住状况划分为与配偶和子女同住、与配偶同住、与子女同住、独居(有保姆)、独居(无保姆)、养老机构及其他七种类型。不同居住状况的老年人对于各种养老资源的需求也各有差异。根据2020年北京市第七次全国人口普查数据计算(见表1-7),与配偶和子女同住的老年人比例为30.04%,与配偶同住的老年人比例为40.48%,与子女同住的老年人比例为15.65%,独居(有保姆)的老年人比例为0.61%,独居(无保姆)的老年人比例为8.62%,入住养老机构的老年人比例为0.89%,其他比例为3.71%。上述数据意味着,与子女同

① 北京市第六次全国人口普查领导小组办公室,北京市统计局,国家统计局北京调查总队.北京市2010年人口普查资料[M].北京:中国统计出版社,2012.北京市第七次全国人口普查领导小组办公室,北京市统计局.北京市人口普查年鉴2020[M].北京:中国统计出版社,2022.

住、与配偶和子女同住的老年人比例只有45.69%，空巢老年人和独居老年人比例达到49.71%，入住养老机构的老年人比例不足1%，居家社区的老年人比例高达99.11%。从绝对规模来看，与配偶和子女同住的老年人有129.13万人，与配偶同住的老年人有174.01万人，与子女同住的老年人有67.27万人，独居（有保姆）的老年人有2.62万人，独居（无保姆）的老年人有37.05万人，入住养老机构的老年人有3.83万人。

表1-7　2020年北京市各区老年人居住状况[①]

单位:%

地区	与配偶和子女同住	与配偶同住	与子女同住	独居（有保姆）	独居（无保姆）	养老机构	其他
东城区	37.80	28.88	18.84	0.67	9.06	0.32	4.43
西城区	35.51	32.89	17.39	0.89	8.39	0.75	4.18
朝阳区	30.70	38.65	15.83	0.59	9.49	0.75	4.00
丰台区	28.02	44.03	14.38	0.63	8.78	0.63	3.53
石景山区	28.05	43.40	15.20	0.66	8.31	1.19	3.20
海淀区	35.32	34.45	17.04	0.85	6.78	0.81	4.74
门头沟区	17.27	53.49	12.19	0.57	12.88	0.56	3.04
房山区	25.58	46.76	14.56	0.48	9.55	0.80	2.27
通州区	30.08	40.69	15.61	0.41	8.77	0.45	3.99
顺义区	28.30	43.82	16.50	0.46	7.52	0.48	2.93
昌平区	31.72	38.72	16.23	0.48	7.09	1.83	3.93
大兴区	30.17	40.98	16.04	0.47	7.20	1.40	3.75
怀柔区	20.38	50.96	13.03	1.00	10.12	0.77	3.74
平谷区	28.31	44.21	14.30	0.42	9.56	1.51	1.70
密云区	18.57	53.88	10.95	0.57	12.26	1.77	2.00
延庆区	13.39	60.64	9.79	0.34	12.16	1.31	2.38
合计	30.04	40.48	15.65	0.61	8.62	0.89	3.71

① 北京市第七次全国人口普查领导小组办公室，北京市统计局．北京市人口普查年鉴2020［M］．北京：中国统计出版社，2022.

（二）不同特征老年人的居住状况

郊区老年人不与子女同住的比例更高。受到经济状况、住房条件、养老观念、区域养老服务资源等条件的限制，各区老年人的居住状况存在着显著的差异，呈现以下几个特点：第一，空巢老年人比例区域差异大，延庆区超过六成，怀柔区和密云区超过五成，东城区不足三成；第二，独居（无保姆）老年人比例区域差异大，门头沟区、怀柔区、密云区和延庆区超过一成；第三，虽然入住养老机构的老年人比例存在显著的区域差异，但是，入住养老机构的老年人比例均未超过 2%。2008 年发布的《关于加快养老服务机构发展的意见》提出“9064”养老模式，到 2020 年，90%的老年人在社会化服务协助下通过家庭照顾养老，6%的老年人通过政府购买社区照顾服务养老，4%的老年人入住养老服务机构集中养老。从第七次全国人口普查数据来看，政策设计与实际存在较大的偏差（见表 1-7）。

养老机构和独居（有保姆）的老年人年龄更大。从 2020 年北京市第七次全国人口普查数据来看（见表 1-8），与配偶和子女同住、与配偶同住的老年人年龄结构相对较轻，80 岁及以上的比例不足一成；与子女同住和独居（无保姆）的老年人年龄结构居中，80 岁及以上的比例在 1/4 左右；养老机构和独居（有保姆）的老年人年龄结构较为老化，80 岁及以上的比例分别超过六成和七成。从绝对规模来看，与配偶同住的 80 岁及以上老年人数量达到了 16.97 万人，独居（有保姆）的 80 岁及以上老年人数量有 1.93 万人，独居（无保姆）的 80 岁及以上老年人数量有 8.21 万人，上述数据意味着需要在巡视探访服务中关注特殊老年人，如关注独居（无保姆）的高龄老年人。

表 1-8　2020 年北京市不同年龄老年人居住状况[①]

单位：%

居住状况	60—69 岁	70—79 岁	80 岁及以上	合计
与配偶和子女同住	70.91	22.04	7.05	100.00
与配偶同住	62.82	27.43	9.75	100.00
与子女同住	44.76	25.82	29.41	100.00
独居（有保姆）	10.45	15.81	73.75	100.00
独居（无保姆）	49.33	28.51	22.16	100.00
养老机构	14.66	22.64	62.70	100.00
其他	73.58	15.38	11.04	100.00

家庭在养老过程中依然发挥重要的作用。从 2020 年北京市第七次全国人口普查数据来看，从不同健康状况老年人居住状况分析（见表 1-9），“不健康，但生活能自理”的老年人与家人同住的比例高达 76.78%，“不健康，生活不能自理”的老年人与家人同住的比例虽然相对低一些，但是也有 71.47%。而且，与“不健康，但生活能自理”的老年人相比，“不健康，生活不能自理”的老年人选择与子女同住的比例明显较高。“不健康，但生活能自理”的老年人中，0.53 万人家中独居（有保姆），3.99 万人家中独居（无保姆），0.99 万人入住养老机构。“不健康，生活不能自理”的老年人入住养老机构的比例只有 12.57%，绝对数量为 1.54 万人，8.76 万人与子女、配偶等家人同住。需要注意的是，“不健康，生活不能自理”的

① 北京市第七次全国人口普查领导小组办公室，北京市统计局．北京市人口普查年鉴 2020［M］．北京：中国统计出版社，2022.

老年人有 0.48 万人独居（无保姆）。

表 1-9　2020 年北京市不同健康状况老年人居住状况①

单位:%

居住状况	健康	基本健康	不健康，但生活能自理	不健康，生活不能自理
与配偶和子女同住	33.82	25.30	20.61	16.92
与配偶同住	41.26	42.03	33.51	23.72
与子女同住	13.36	17.50	22.66	30.83
独居（有保姆）	0.21	0.66	1.90	6.15
独居（无保姆）	7.28	10.71	14.33	3.91
养老机构	0.12	0.79	3.56	12.57
其他	3.96	3.02	3.43	5.90
合计	100.00	100.00	100.00	100.00

第三节　老年人主要生活来源状况

老年人主要生活来源依然是家庭其他成员供养、离退休金和养老金、劳动收入三大支柱。② 随着时间的推移，家庭其他成员供养的比例在下降，离退休金在上升，同时老年人主要生活来源存在着城乡、性别、年龄、队列和区域差异。③④ 老年人主要生活来源的变化及其差异，体现了社会保障制度的建设成

① 北京市第七次全国人口普查领导小组办公室，北京市统计局．北京市人口普查年鉴2020［M］．北京：中国统计出版社，2022．

② 杜鹏，武超．1994—2004 年中国老年人主要生活来源的变化［J］．人口研究，2006（2）：20-24．

③ 丁志宏，张亚锋，夏咏荷．我国老年人生活来源现状及变化：2010—2015 年［J］．老龄科学研究，2019（1）：33-46．

④ 杜鹏，谢立黎．中国老年人主要生活来源的队列分析［J］．人口与经济，2014（6）：3-11．

就，同时，也体现了老年人经济的独立性，进而影响老年人的养老服务有效需求。

一、老年人主要生活来源现状与变化趋势

（一）老年人主要生活来源现状

超过八成的老年人以离退休金/养老金为主要生活来源。从2020年北京市第七次全国人口普查数据来看，2020年北京市60岁及以上的老年人中以离退休金/养老金为主要生活来源的比例最高，达到83.70%。然后是家庭其他成员供养，占8.40%。排在第三位的是劳动收入，这一比例仅占4.15%。与全国相比，北京市老年人的主要生活来源构成有其独特性：其一，北京市老年人主要生活来源为离退休金/养老金显著高于全国平均水平，全国平均水平为34.67%，北京高达83.70%，体现了北京市养老保障体系建设较为完善，老年人的经济独立性在全国范围内处于较高的水平。其二，北京市老年人主要生活来源构成离退休金/养老金一枝独秀，其他主要生活来源比例不足一成；全国老年人主要生活来源构成三足鼎立，离退休金/养老金的比例为34.67%，家庭其他成员供养的比例为32.66%，劳动收入的比例为21.97%。

（二）老年人主要生活来源变化趋势

老年人的主要生活来源状况进一步改善。过去10年，在主要生活来源方面，老年人经济状况的进一步改善主要体现在以下几个方面（见表1-10）：第一，离退休金/养老金的比例大幅度上升，从2010年的71.85%上升到2020年的83.70%，上升

了 11.85 个百分点；第二，依靠家庭其他成员供养的比例大幅度下降，从 2010 年的 18.38%下降到 2020 年的 8.40%，下降了 9.98 个百分点；第三，依靠最低生活保障金和劳动收入的比例小幅度下降，分别从 2010 年的 3.44%和 5.04%下降到 2020 年的 1.34%和 4.15%，分别下降了 2.10 个百分点和 0.89 个百分点。其中，依靠最低生活保障金的老年人绝对规模也出现了大幅度减少，从 2010 年的 8.46 万人下降到 2020 年的 5.76 万人。

表 1-10　2010—2020 年北京市 60 岁及以上老年人主要生活来源状况[①]

单位:%

主要生活来源	2010 年	2020 年
劳动收入	5.04	4.15
离退休金/养老金	71.85	83.70
最低生活保障金	3.44	1.34
财产性收入	0.44	0.41
家庭其他成员供养	18.38	8.40
其他	0.85	2.00
合计	100.00	100.00

二、不同特征老年人主要生活来源差异

(一) 主要生活来源的性别差异

男性老年人的经济独立性好于女性老年人。从 2020 年北京市第七次全国人口普查数据来看（见表 1-11），虽然男性老年

① 北京市第六次全国人口普查领导小组办公室，北京市统计局，国家统计局北京调查总队．北京市 2010 年人口普查资料［M］．北京：中国统计出版社，2012．北京市第七次全国人口普查领导小组办公室，北京市统计局．北京市人口普查年鉴 2020［M］．北京：中国统计出版社，2022.

人主要生活来源为离退休金/养老金的比例稍高于女性老年人，但是，男性老年人主要生活来源为劳动收入的比例显著高于女性老年人，差距为4.42个百分点，家庭其他成员供养的比例女性老年人显著高于男性老年人，差距为5.51个百分点。

表1-11　2020年北京市60岁及以上不同性别老年人主要生活来源状况①

单位：%

主要生活来源	男性	女性
劳动收入	6.49	2.07
离退休金/养老金	84.45	83.03
最低生活保障金	1.32	1.36
财产性收入	0.44	0.40
家庭其他成员供养	5.48	10.99
其他	1.83	2.15
合计	100.00	100.00

（二）主要生活来源的年龄差异

所有年龄组的老年人离退休金/养老金比例保持在八成以上。由于北京市老年人主要生活来源构成离退休金/养老金一家独大，其他来源的比例相对较低。从2020年北京市第七次全国人口普查数据来看（见表1-12），部分主要生活来源随着年龄的增长呈现规律性变化，年龄越大，离退休金/养老金的比例越高，劳动收入的比例越低，财产性收入的比例越低，最低生活保障金和家庭其他成员供养的比例先上升后下降。

① 北京市第七次全国人口普查领导小组办公室，北京市统计局．北京市人口普查年鉴2020［M］．北京：中国统计出版社，2022.

表1-12　2020年北京市60岁及以上不同年龄组老年人主要生活来源状况[①]

单位:%

年龄组	劳动收入	离退休金/养老金	最低生活保障金	财产性收入	家庭其他成员供养	其他
60—69岁	6.32	81.87	1.22	0.49	8.02	2.07
70—79岁	1.10	85.84	1.63	0.39	8.99	2.04
80岁及以上	0.16	87.78	1.34	0.13	8.95	1.64

（三）主要生活来源的城乡差异

城镇老年人主要生活来源状况好于农村老年人。从2020年北京市第七次全国人口普查数据来看（见表1-13），城镇老年人主要生活来源好于农村老年人体现在以下几个方面：其一，离退休金/养老金的比例城镇老年人显著高于农村老年人，差距超过30个百分点；其二，家庭其他成员供养的比例农村老年人显著高于城镇老年人，农村老年人是城镇老年人的3倍多，差距为15.41个百分点；其三，最低生活保障金的比例农村老年人显著高于城镇老年人，农村老年人是城镇老年人的7倍多；其四，劳动收入比例农村老年人显著高于城镇老年人，农村老年人是城镇老年人的4倍多。

表1-13　2020年北京市60岁及以上城乡老年人主要生活来源状况[②]

单位:%

城乡	劳动收入	离退休金/养老金	最低生活保障金	财产性收入	家庭其他成员供养	其他
城镇	2.81	88.64	0.71	0.30	6.17	1.37
农村	12.09	54.46	5.06	1.10	21.58	5.71

① 北京市第七次全国人口普查领导小组办公室，北京市统计局．北京市人口普查年鉴2020［M］．北京：中国统计出版社，2022.

② 北京市第七次全国人口普查领导小组办公室，北京市统计局．北京市人口普查年鉴2020［M］．北京：中国统计出版社，2022.

（四）主要生活来源的区域差异

城六区老年人经济相对独立，郊区老年人更加依赖家庭其他成员。从2020年北京市第七次全国人口普查数据来看（见表1-14），城六区老年人主要生活来源为离退休金/养老金的比例全部在九成以上，其他区老年人的比例均不足八成，延庆区老年人的比例甚至刚刚超过五成。相应来说，郊区的老年人主要生活来源为家庭其他成员供养的比例，除了密云区和门头沟区，均在一成以上，顺义区甚至超过两成，城六区的老年人这一比例均不足5%。除此以外，由于受到严格的退休制度的影响，大部分地区的老年人主要生活来源为劳动收入的比例均不足一成，怀柔区、平谷区和延庆区3个区超过一成。城六区老年人经济更加独立还体现在主要生活来源为最低生活保障金的比例方面，比例均不足1%，其他10个区的比例均超过1%，延庆区老年人比例高达8.18%。

表1-14　2020年北京市各区老年人主要生活来源状况[①]

单位：%

地区	劳动收入	离退休金/养老金	最低生活保障金	财产性收入	家庭其他成员供养	其他
东城区	1.80	95.51	0.50	0.05	1.72	0.42
西城区	1.84	94.69	0.41	0.07	2.40	0.58
朝阳区	2.04	93.98	0.31	0.15	2.58	0.94
丰台区	1.97	93.15	0.42	0.06	3.43	0.97
石景山区	1.55	94.08	0.37	0.03	3.41	0.55
海淀区	3.40	90.73	0.27	0.17	4.44	0.98
门头沟区	4.00	79.29	2.93	0.14	8.27	5.36
房山区	4.96	72.30	2.79	0.42	17.24	2.29
通州区	4.89	73.08	1.85	1.31	14.33	4.53

① 北京市第七次全国人口普查领导小组办公室，北京市统计局．北京市人口普查年鉴2020［M］．北京：中国统计出版社，2022.

（续表）

地区	劳动收入	离退休金/养老金	最低生活保障金	财产性收入	家庭其他成员供养	其他
顺义区	7.81	65.67	2.87	0.77	20.76	2.12
昌平区	5.54	77.01	1.67	0.92	12.76	2.10
大兴区	5.56	72.85	1.40	1.30	15.99	2.91
怀柔区	11.00	62.17	3.74	0.87	18.18	4.04
平谷区	13.44	60.80	3.83	0.16	16.51	5.27
密云区	7.79	76.01	3.93	0.27	9.03	2.98
延庆区	10.34	50.14	8.18	0.59	19.12	11.64

（五）不同健康状况老年人主要生活来源

健康状况较差的老年人更加依赖家庭其他成员供养（除离退休金/养老金外）。从 2020 年北京市第七次全国人口普查数据来看（见表 1-15），主要生活来源为离退休金/养老金的健康的老年人比不健康的老年人高 10 个百分点左右，不健康的老年人依赖家庭其他成员供养比例比健康（含基本健康）的老年人高 5—11 个百分点。

表 1-15　2020 年北京市不同健康状况老年人主要生活来源状况[①]

单位：%

主要生活来源	健康	基本健康	不健康，但生活能自理	不健康，生活不能自理
劳动收入	5.47	2.49	0.57	0.15
离退休金/养老金	84.54	84.45	76.36	74.47
最低生活保障金	0.70	1.59	5.22	3.92
财产性收入	0.43	0.40	0.46	0.17
家庭其他成员供养	7.05	9.00	14.39	17.99
其他	1.80	2.08	2.99	3.29
合计	100.00	100.00	100.00	100.00

① 北京市第七次全国人口普查领导小组办公室，北京市统计局．北京市人口普查年鉴 2020［M］．北京：中国统计出版社，2022.

（六）不同居住状况老年人主要生活来源

主要生活来源影响了老年人的居住状况。从2020年北京市第七次全国人口普查数据来看（见表1-16），虽然不同居住状况的老年人均是以离退休金/养老金的比例最高，但是，比例之间存在显著差异。其中，独居（有保姆）的老年人离退休金/养老金的比例最高，独居（无保姆）的老年人排名第四，可以消除独居老人是弱势群体的标签，反而说明独居老人相对有更好的经济状况。入住养老机构的老年人离退休金/养老金的比例排名倒数第二，最低生活保障金的比例最高，恰恰说明养老机构中入住了部分特困老人。另外，与子女同住的老年人主要生活来源为家庭其他成员供养的比例最高，恰恰说明这部分老年人在经济上依赖子女。

表1-16　2020年北京市不同居住状况老年人主要生活来源状况①

单位：%

居住状况	劳动收入	离退休金/养老金	最低生活保障金	财产性收入	家庭其他成员供养	其他
与配偶和子女同住	3.00	84.84	0.91	0.46	9.12	1.68
与配偶同住	3.89	87.05	1.24	0.45	5.53	1.84
与子女同住	1.30	78.82	1.50	0.31	15.95	2.12
独居（有保姆）	1.10	89.10	0.99	0.34	7.26	1.22
独居（无保姆）	5.37	82.79	2.65	0.43	6.43	2.34
养老机构	0.79	76.97	3.21	—	15.11	3.92
其他	26.70	61.27	1.94	0.24	5.14	4.70

① 北京市第七次全国人口普查领导小组办公室，北京市统计局．北京市人口普查年鉴2020［M］．北京：中国统计出版社，2022.

第四节　老年人健康状况

在老年人口数量快速增加的背景下，老年人的健康状况成为老龄顶层政策设计极为关键的变量，尤其是失能老年人数量，更是影响养老服务设施建设、养老服务需求，甚至市场发展机遇的重要变量。北京市老年人的健康状况如何？有多少失能老年人？与10年前相比，老年人的健康状况是改善了还是恶化了？

一、老年人健康现状与变化趋势

（一）老年人健康现状

大部分老年人都处于健康状态。从2020年北京市第七次全国人口普查数据来看（见表1-17），老年人中有62.05%自评身体健康，有28.62%自评基本健康，6.48%的老年人“不健康，

表1-17　2010—2020年北京市60岁及以上老年人健康状况自评[①]

单位：%

健康状况自评	2010年	2020年
健康	39.93	62.05
基本健康	42.81	28.62
不健康，但生活能自理	12.83	6.48
不健康，生活不能自理	4.43	2.85
合计	100.00	100.00

① 北京市第六次全国人口普查领导小组办公室，北京市统计局，国家统计局北京调查总队．北京市2010年人口普查资料［M］．北京：中国统计出版社，2012．北京市第七次全国人口普查领导小组办公室，北京市统计局．北京市人口普查年鉴2020［M］．北京：中国统计出版社，2022．

但生活能自理”，2.85%的老年人“不健康，生活不能自理”。健康和基本健康的老年人比例超过九成。

（二）老年人健康变化趋势

老年人的健康状况进一步改善。与2010年相比，2020年老年人健康的比例大幅度上升，基本健康的比例虽然大幅度下降，但是健康和基本健康的老年人比例上升了7.93个百分点，不健康的老年人比例下降了7.93个百分点。需要注意的是，虽然“不健康，生活不能自理”的老年人比例下降了，但是，“不健康，生活不能自理”的老年人绝对数量并未下降，从2010年的10.90万人增加到2020年的12.25万人。

二、不同特征老年人健康状况差异

（一）老年人健康状况的性别差异

男性老年人健康状况好于女性老年人。从2020年北京市第七次全国人口普查数据来看（见表1-18），男性老年人中健康和基本健康的比例为91.19%，女性老年人上述比例为90.21%。相应来说，男性老年人“不健康，但生活能自理”和

表1-18　2020年北京市不同性别老年人健康状况自评①

单位：%

性别	健康	基本健康	不健康，但生活能自理	不健康，生活不能自理	合计
男性	64.21	26.98	6.19	2.63	100.00
女性	60.13	30.08	6.75	3.04	100.00

① 北京市第七次全国人口普查领导小组办公室，北京市统计局．北京市人口普查年鉴2020［M］．北京：中国统计出版社，2022.

"不健康，生活不能自理"的比例均低于女性老年人，分别比女性老年人低 0.56 个百分点和 0.41 个百分点。

（二）老年人健康状况的年龄差异

随着年龄的增长，老年人的健康在恶化。一般来说，随着年龄的增长，老年人的健康状况会出现恶化，体现为"健康"的比例不断下降。从 2020 年北京市第七次全国人口普查数据来看（见表 1-19），从 60—64 岁组的 75.64%下降到 90 岁及以上组的 18.93%；"不健康，但生活能自理"和"不健康，生活不能自理"的比例不断上升，从 60—64 岁组的 2.93%和 0.70%上升到 90 岁及以上组的 21.73%和 25.75%。

表 1-19　2020 年北京市不同年龄组老年人健康状况自评[①]

单位：%

年龄组	健康	基本健康	不健康，但生活能自理	不健康，生活不能自理	合计
60—64 岁	75.64	20.73	2.93	0.70	100.00
65—69 岁	68.46	26.33	4.08	1.13	100.00
70—74 岁	58.16	33.00	6.81	2.03	100.00
75—79 岁	48.06	38.61	9.83	3.50	100.00
80—84 岁	36.49	41.11	14.90	7.49	100.00
85—89 岁	26.54	40.43	18.92	14.11	100.00
90 岁及以上	18.93	33.59	21.73	25.75	100.00

（三）不同居住状况老年人健康状况

入住养老机构和独居（有保姆）的老年人健康状况更差。比较不同居住状况老年人健康状况（见表 1-20），可以发现入

① 北京市第七次全国人口普查领导小组办公室，北京市统计局．北京市人口普查年鉴 2020［M］．北京：中国统计出版社，2022.

住养老机构和独居（有保姆）的老年人健康状况明显较差，与配偶和子女同住、与配偶同住、与子女同住、独居（无保姆）的老年人“不健康，生活不能自理”的比例不超过15%。入住养老机构和独居（有保姆）的老年人“不健康，但生活能自理”和“不健康，生活不能自理”的比例分别接近一半和超过2/3。

表1-20　2020年北京市不同居住状况老年人健康状况自评①

单位：%

居住状况	健康	基本健康	不健康，但生活能自理	不健康，生活不能自理	合计
与配偶和子女同住	69.85	24.10	4.45	1.60	100.00
与配偶同住	63.25	29.72	5.37	1.67	100.00
与子女同住	52.98	32.02	9.39	5.61	100.00
独居（有保姆）	20.86	30.62	20.06	28.46	100.00
独居（无保姆）	52.39	35.55	10.77	1.29	100.00
养老机构	8.37	25.32	26.01	40.30	100.00
其他	66.21	23.27	5.99	4.53	100.00

第五节　流动老年人状况

2020年第七次全国人口普查中，我国流动人口3.76亿人，跨省流动人口1.25亿人。与此同时，跨省的流动人口也在不断老化，2010年跨省流动人口中60岁及以上老年人的规模和比

① 北京市第七次全国人口普查领导小组办公室，北京市统计局．北京市人口普查年鉴2020［M］．北京：中国统计出版社，2022.

例分别为209.07万人和2.43%，2020年攀升到710.01万人和5.69%。作为传统的人口流入热门城市，北京流入人口数量一直居高不下，其中的流动老年人也不在少数。流动老年人不仅会影响流入地的人口老龄化，也会影响流入地的养老服务供给、需求与体系建设。

一、流动老年人的规模与比例

流动老年人数量大幅度增加，流动人口老龄化水平进一步提升。第七次全国人口普查数据显示，北京市60岁及以上流动老年人共68.74万人，占流动人口的8.16%。与2010年第六次全国人口普查相比，10年间北京市60岁及以上流动老年人数量增加了44.87万人，流动老年人占流动人口的比例相较于10年前上升了4.8个百分点。

二、流动老年人的基本特征

（一）流动老年人的年龄结构

流动老年人以低龄和中龄为主，内部进一步老龄化。从2020年北京市第七次全国人口普查数据来看，60—69岁流动老年人共50.42万人，70—79岁流动老年人共14.25万人，80岁及以上流动老年人共4.07万人，占流动老年人的比例为5.92%。与2010年北京市第六次全国人口普查相比，60—69岁和80岁及以上的流动老年人的比例进一步上升，70—79岁的流动老年人比例有所下降。需要注意的是，流动老年人中70—79岁，尤其是80岁及以上的群体非常值得关注。

（二）流动老年人的婚姻状况

超过八成的流动老年人有配偶。从 2020 年北京市第七次全国人口普查数据来看，由于年龄结构相对较轻，流动老年人中 85.91%有配偶，未婚、离婚和丧偶的比例分别为 0.76%、1.70%和 11.63%。

（三）流动老年人的居住状况

绝大多数流动老年人与配偶或子女同住。从 2020 年北京市第七次全国人口普查数据来看，流动老年人与配偶和子女同住的比例最高，占全部流动老年人的 39.14%；仅与子女同住次之，为 24.33%；仅与配偶同住的比例为 21.66%。虽然比例相对较低，但是独居（有保姆）和入住养老机构的老年人非常值得关注。入住养老机构的流动老年人比例为 0.42%，独居（有保姆）的流动老年人比例为 0.22%，还有 5.56%的流动老年人独居（无保姆）。入住养老机构和独居（有保姆）的流动老年人对于北京的养老服务具有刚需的特点。

（四）流动老年人的健康状况

流动老年人的健康状况更好。从 2020 年北京市第七次全国人口普查数据来看，健康和基本健康的流动老年人比例高达 96.90%，不健康的流动老年人比例只有 3.10%，其中“不健康，生活不能自理”的比例只有 0.86%，比常住老年人的健康状况更好。值得注意的是，“不健康，生活不能自理”的流动老年人虽然比例较低，但是，对于北京的养老服务具有刚性需求。

（五）流动老年人的主要生活来源状况

流动老年人的主要生活来源状况较好。从2020年北京市第七次全国人口普查数据来看，流动老年人中，主要生活来源为离退休金/养老金的比例为64.78%，家庭其他成员供养的比例为19.07%，劳动收入的比例为12.91%。与北京市的常住老年人相比，流动老年人的主要生活来源状况相对较差。但是，与31个省份的常住老年人相比，北京流动老年人主要生活来源比全国平均水平高，在31个省份中，只比北京、天津和上海的常住老年人低，处于相对较高的水平。

不健康的流动老年人更加依赖家庭其他成员供养。从不同健康状况流动老年人的主要生活来源看（见表1-21），健康的流动老年人主要生活来源为离退休金/养老金的比例相对更高，不健康的流动老年人主要生活来源为家庭其他成员供养的比例明显较高（除离退休金/养老金外）。

表1-21　2020年北京市不同健康状况流动老年人主要生活来源[①]

单位：%

主要生活来源	健康	基本健康	不健康，但生活能自理	不健康，生活不能自理
劳动收入	14.72	7.83	1.61	0.37
离退休金/养老金	65.09	64.99	54.54	58.90
最低生活保障金	0.29	0.40	1.40	1.10
财产性收入	0.27	0.16	0.35	—
家庭其他成员供养	16.99	24.00	38.83	36.70
其他	2.62	2.61	3.28	2.94
合计	100.00	100.00	100.00	100.00

① 北京市第七次全国人口普查领导小组办公室，北京市统计局．北京市人口普查年鉴2020［M］．北京：中国统计出版社，2022.

第六节　老年人的养老服务需求特征分析

一、就地养老型老年人需要高质量社区居家养老服务

从一些抽样调查来看，如中国老年社会追踪调查（简称“CLASS”）2020年的调查数据显示，我国老年人更倾向于居家养老方式，66.41%的老年人更希望在自己家养老，15.65%的老年人希望在子女家养老，仅有4.17%的老年人将机构养老作为未来主要养老地点。2020年北京市第七次全国人口普查数据显示，不足1%的老年人入住养老机构，意味着高达99%的老年人主动或者被动地居住在家中就地养老。即使在“不健康，生活不能自理”的老年人中，也只有12.57%的老年人入住养老机构，一成的老年人独居，其他的老年人选择由子女或者配偶提供照料。从绝对规模来看，2020年12.25万的失能老年人中，居住在养老机构中的老年人只有3.8万人，超过8万的失能老年人居住在家里。在老年人普遍选择在家居住的前提下，如何为他们提供高质量的社区居家养老服务至关重要。

从各种抽样调查数据来看，老年人对于养老服务需要的比例很高，但是，实际使用的比例却很低，其中固然有支付能力不足的问题，同时，也有服务供给不足和服务质量不高的问题，无法满足老年人的需求。2020年北京市民政局委托北京精民社会福利研究院在全市范围内开展一次养老服务设施建设和运营

状况摸底调查，对 846 家社区养老服务驿站的调查结果显示，受到建筑面积和人员数量的限制，社区养老服务驿站开展的服务相对有限，借力第三方的比例不高。其中，一半以上的社区养老服务驿站提供文体娱乐服务、现场就餐服务、理发服务、助洁服务、心理慰藉服务；中医护理服务、上门体检服务、法律援助服务、居丧服务、老年旅游服务由社区养老服务驿站独立提供的比例不足五成。

另外，老年人对于机构和社区居家养老服务的偏好提示政策设计需要及时调整目标，早在 2008 年就提出的“9064”养老模式与老年人的养老服务需求之间并不匹配，社区居家养老服务需要实现从有到好的转变。2023 年 11 月发布的《关于完善北京市养老服务体系的实施意见》在重点任务方面回应了养老服务高质量发展的方向，包括完善三级养老服务网络、优化调整养老服务设施布局、培育品牌化居家养老服务市场主体、创新居家养老服务模式、促进养老照料中心迭代升级，从顶层设计、服务供给、机构辐射等方面提出了未来发展的重点。

二、不健康老年人需要高质量老年健康服务

从最近两次人口普查数据来看，北京市老年人中“不健康，但生活能自理”和“不健康，生活不能自理”比例从 2010 年的 17.26%下降到 2020 年的 9.33%，绝对规模减小的幅度并不大，从 42.46 万人减少到 40.11 万人。中国人民大学老年学研究所 2020 年开展的“CLASS”数据显示，北京地区的老年人中，没有患任何慢性病的比例只有 7.5%，高达 92.5%的老年人至少有一种慢性病。其中，患慢性病在 1—4 种的比例为

76.6%，5种及以上的比例为15.9%。

为了满足健康状况较差的老年人的养老服务需求，需要不断增强老年健康服务意识，加强老年人健康教育，提升健康素养，建立常态化机制，明确老年健康教育的主体，为老年健康教育提供经费支持和人员支持。同时，基于老年人对于健康教育的需求，提供有针对性的健康教育，提升健康素养。扩大老年健康服务供给，基于全体老年人的需求，积极推动城乡、区域老年健康服务均衡发展，确保老年健康服务公平可及，由全体老年人共享。老年健康服务在确保公平可及的基础上应进一步优化供给结构，满足全体老年人个性化和多样化需求。进一步强化老年健康服务的关键环节，在坐实老年人基本公共卫生服务和做好老年人家庭医生签约服务的基础上，提高老年医疗多病共治能力，加强老年人居家医疗服务，大力发展老年护理、康复服务，尤其是要加强失能老年人健康照护服务。

三、失能老年人需要高质量护理服务

2010年和2020年的全国人口普查数据显示，北京市老年人口中“不健康，生活不能自理”的比例出现了下降，但是，从绝对规模来看，“不健康，生活不能自理”的老年人口从10.90万人增加到12.25万人，增加了1.35万人，“不健康，生活不能自理”的老年人对于长期护理服务需求旺盛。对于失能老年人的护理服务需求，北京市近年来陆续出台相关的政策，如长期护理保险制度、失能老年人护理补贴制度、养老家庭照护床位制度等。

《关于开展长期护理保险制度试点的指导意见》于 2016 年发布以后，河北省承德市等 15 个地区按照要求开展长期护理保险试点，国家医保局和财政部在 2020 年联合发布《关于扩大长期护理保险制度试点的指导意见》，包括北京市石景山区在内的 14 个地区成为第二批试点地区。石景山区长期护理保险待遇以护理服务保障的形式提供，长期护理保险护理服务保障项目有生活照料、治疗性照护、风险防范和功能维护四类服务项目。

2019 年印发的《北京市老年人养老服务补贴津贴管理实施办法》明确失能老年人护理补贴发放给重度失能或持有相应残疾证的老年人，用于因生活自理能力缺失而产生的长期照护补贴，包括但不限于购买照料支持、照顾服务、护理服务等照护性服务。2022 年 7 月 1 日起，失能老年人护理补贴消费限制被取消，可以在商超、便利店、药店、餐饮企业等地方消费。

2021 年印发的《北京市养老家庭照护床位建设管理办法（试行）》明确养老家庭照护床位服务对象是具有本市户籍居家生活并经老年人能力综合评估确定为重度失能的老年人和重度残疾老年人，城乡特困供养人员可扩展到中度失能老年人。同时要求养老服务机构应根据协议为服务对象提供生活照料、康复护理、健康管理、辅具支持、心理服务、居家安全协助等服务。

失能老年人数量不断增加，相应也会带来长期护理服务需求的增加。上述政策对象存在一定的重合，如何在部门协同和政策衔接的基础上，实现资源整合，进而给老年人提供高质量的护理服务，需要在政策执行的过程中尊重客观规律，以老年人的需求为核心，实现服务的供需精准匹配。

四、老年人参与社会需要老年宜居环境建设

从2020年北京市第七次全国人口普查数据来看，常住老年人口占总人口的比例已经超过了20%，老年人中不健康的比例接近10%。全市家庭户中42.65%的建筑没有电梯，39.49%的家庭户住房建成时间在2000年以前，如果再考虑到2000年以前老旧小区管道自来水、厨房、厕所、洗澡设施相对缺失，亟须重视老年宜居环境建设。

从政策来看，北京市已经在多个方面为老年宜居环境建设发力。在老年友好型社区建设方面，2020年，国家卫生健康委、全国老龄办发布《关于开展示范性全国老年友好型社区创建工作的通知》，启动全国示范性老年友好型社区创建工作。在家庭适老化改造方面，2022年，中共北京市委、北京市人民政府印发《关于加强新时代首都老龄工作的实施意见》的通知，提出为经济困难的失能、残疾、高龄等老年人提供居家适老化改造、紧急救援设施安装、巡视探访等服务。探索在养老服务机构、城乡社区设立康复辅助器具配置服务（租赁）站点。全面发展适老型智能交通体系，提供便捷舒适的老年人出行环境。需要注意的是，老年宜居环境建设面向全体老年人而不仅仅是特殊老年人。在老旧小区和无障碍环境建设方面，2021年印发的《关于老旧小区综合整治实施适老化改造和无障碍环境建设的指导意见》，就既有多层住宅加装电梯、综合整治老旧小区、无障碍环境建设提出目标。

五、受教育程度高的老年人需要智慧健康养老服务

已有研究发现，受教育程度越高的老年人学习和理解能力越强，对智慧健康养老这一新型养老模式的关注度、接受度及适应能力相对较高，因此更愿意体验和使用智慧健康养老服务，支付意愿也更高。[①] 中国人民大学老年学研究所 2020 年开展的“CLASS”数据显示，随着受教育程度的提高，老年人拥有智能轮椅、电子血压计、血脂检测仪、智能手环/手表、智能摄像头（可远程监控）、智能一体机、智能睡眠监测器的比例不断升高。从最近的两次全国人口普查情况来看，老年人的平均受教育水平进一步提升，而且，老年人中受教育程度为大专及以上的比例在上升，规模在 2020—2030 年基本上增加接近一倍，意味着能够使用、具有相对较强支付能力和支付意愿的老年人大幅度增加，这些都会扩大智慧健康养老服务需求。

早在 2013 年，国务院就印发了《关于加快发展养老服务业的若干意见》，首次提出发展居家网络信息服务，2015 年国务院发布的《关于积极推进“互联网+”行动的指导意见》提出搭建养老信息服务网络平台。2017 年，工业和信息化部、民政部、国家卫生计生委发布的《智慧健康养老产业发展行动计划（2017-2020 年）》首次对智慧健康养老进行了整体的顶层设计。2021 年，工业和信息化部、民政部、国家卫生健康委印发

① 郝晓宁，张山，马骋宇，等．城市老年人智慧健康养老服务的支付意愿及影响因素研究［J］．卫生经济研究，2022（1）：19-22+26.

了《智慧健康养老产业发展行动计划（2021-2025年）》，对智慧健康养老产品及服务进行了进一步的梳理分类，成为下一个5年智慧健康养老的顶层规划。从实践层面来看，工业和信息化部、民政部、国家卫生计生委从2017年开始开展智慧健康养老应用试点示范工作，支持建设一批示范企业，支持建设一批示范基地，支持建设一批示范街道（乡镇）。截至2021年智慧健康养老示范企业合计有203家，智慧健康养老示范基地合计有86家，智慧健康养老示范街道（乡镇）合计有323个。具体到北京市，各区陆续建设了自己的智慧健康养老服务平台，尤其是2020年以来，智慧健康养老产品和服务陆续进入老年人家中。但是，智慧健康养老平台和服务目前还存在互不兼容、华而不实的短板，如何以老年人的需求为中心，提供相对实用、易于操作的智能产品，实现智慧健康养老服务的供需精准匹配至关重要。

六、人户分离老年人需要属地化养老服务

北京市第七次全国人口普查数据显示，全市人户分离的老年人数量达到109.73万人，占全市户籍老年人的30.39%。人户分离包括跨乡镇和跨区两种情况，从北京市现行的政策来看，部分政策严格与户籍挂钩，不管是跨乡镇还是跨区人户分离都会受到一定程度的影响。以北京市近年来推行的养老家庭照护床位政策为例，2021年发布的《北京市养老家庭照护床位建设管理办法（试行）》规定，符合条件且有意愿建立养老家庭照护床位的老年人或其代理人，可向常住地所在区民政局公布的养老服务机构提出申请，原则上应就近选择服务机构。该政策

同时规定，签约服务对象因住院、变更居住地等原因，服务无法继续开展的，养老家庭照护床位终止，意味着老年人变更居住地服务就要终止。2022 年发布的《海淀区养老家庭照护床位建设管理实施细则》规定，养老家庭照护床位的服务对象应为海淀区户籍，且在海淀区实际居家生活的老年人。2021 年发布的《朝阳区养老家庭照护床位建设管理实施细则（试行）》规定，养老家庭照护床位的服务对象是具有本市户籍，在朝阳区范围内居家生活。可以看到两个区的政策在服务对象的户籍方面有一定的差异，同时两个区对服务对象的范围也存在差异，朝阳区规定服务对象是经老年人能力综合评估确定为重度失能的老年人和重度残疾老年人，城乡特困供养人员可扩展到中度失能老年人。海淀区的服务对象范围更大，除了朝阳区的服务对象以外，还包括经老年人能力综合评估为轻、中度失能的 65 周岁及以上老年人和经老年人能力综合评估为自理的 80 周岁及以上独居、空巢、孤寡或计划生育特殊家庭老年人。政策的区域差异意味着朝阳区的户籍老人居住在海淀区无法享受养老家庭照护床位的服务，海淀区的部分户籍老人居住在朝阳区可以享受养老家庭照护床位的服务，另外一部分老人因两个区政策的差异，无法享受养老家庭照护床位的服务。

七、老年人需要个性化的巡视探访服务

早在 2017 年北京市就印发了《关于建立居家养老巡视探访服务制度的指导意见》，为 80 岁及以上的独居老年人、与重度残疾子女共同居住的老年人、无子女或子女不在本市的独居老

年人、身体状况和精神状况较差的独居老年人提供巡视探访服务，服务内容包括对老年人的健康状况、精神状态、安全情况、卫生环境、居住环境等方面进行询问、提醒和评估。2021年，北京市民政局、北京市发展和改革委员会、北京市财政局、北京市卫生健康委员会、北京市市场监督管理局、北京市医疗保障局发布了《北京市社区养老服务驿站运营扶持办法》，明确向基本养老服务对象（包括城乡特困老年人，低保和低收入家庭的失能、失智、高龄老年人，计划生育特殊家庭老年人，其他家庭失能、失智、重度残疾老年人）提供每周入户探访1次，提供关怀访视、生活陪伴、不良情绪干预、陪同聊天等服务，了解掌握基本养老服务对象的身体状况及养老服务需求。每次入户探访原则上不少于20分钟。从实际情况来看，服务内容、服务频次和服务时间的规定过于程序化，与此同时，部分社区养老服务驿站工作人员因为不了解基本养老服务对象的需求，出现部分社区养老服务驿站工作人员上门提供服务而基本养老服务对象拒绝接受服务的情况。不管是服务的提供者还是服务的接受方都希望对上述规定进行调整，服务的提供者基于基本养老服务对象的需求决定是否提供服务，而不是一味地强调服务的供给。同时，在服务供给的过程中，尽可能地保证社区养老服务驿站工作人员与基本养老服务对象之间的稳定性，社区养老服务驿站工作人员不断提升自身的能力，结合基本养老服务对象的情况，提供相对个性化的服务。同时，从需求的角度来看，政策设计可以考虑适度扩展巡视探访的对象，如常住老年人中的独居老年人、空巢老年人以及有三个及以上老年人的家庭。

八、养老/康养型流动老年人需要刚需服务

《北京市基本养老服务清单（2022年版）》显示，流动老年人在北京可以和户籍老年人一样享受基本公共卫生服务和老年优待服务。相对而言，这些服务对于流动老年人而言并非刚需。从2020年第七次全国人口普查数据来看，部分流动老年人对于北京的养老服务刚性需求凸显。结合2020年第七次全国人口普查数据可以推算，入住养老机构的流动老年人有2887人，独居（有保姆）的流动老年人有1512人，意味着这些流动老年人通过市场化的形式利用北京的养老服务资源。从年龄构成来看，入住养老机构和独居（有保姆）的流动老年人年龄明显偏大，入住养老机构的流动老年人70岁及以上的比例接近八成，独居（有保姆）的流动老年人70岁及以上的比例接近七成，其他居住方式的流动老年人70岁及以上的比例在三成上下。从健康状况看，入住养老机构和独居（有保姆）的流动老年人健康状况更差，独居（有保姆）的流动老年人“不健康，生活不能自理”的比例高达20.29%，入住养老机构的流动老年人“不健康，生活不能自理”的比例高达34.94%。考虑到北京养老机构收费较高、保姆市场工资较高，这部分流动老年人没有留在户籍地而是来到北京养老，说明养老服务需求属于刚需，且户籍地没有子女或者没有合适的子女可以求助。根据北京市现行的户籍政策，部分来自外省市的老年人符合落户条件的可以落户，成为北京户籍老年人。对于这部分老年人，如果户籍地没有子女或者没有合适的子女可以求助，依然需要借力北京市的养老服务资源来养老。由于户籍的身份，两个群体

在部分政策待遇方面存在一定的差异。考虑到养老/康养型流动老年人数量不多，北京市未来可以考虑在某些政策方面进一步放开，基于政府的财力和科学测算，对部分有刚需服务需求的老年人给予户籍老人的待遇。同时，流出地政府如何在政策制定的时候考虑到流动老年人的实际需求，不因为流动老年人不在户籍地而在服务享受方面受到影响或者将影响降至最低。

第 2 章

北京市社区支持下的居家养老服务发展

黄石松　胡　清*

* 黄石松，中国人民大学国家发展与战略研究院高级研究员、老年学研究所博士生导师；胡清，中国人民大学老年学研究所博士研究生。

社区支持下的居家养老是相对成本更低、更切合中国国情的养老方式，也是未来的发展趋势。当前，北京市社区支持养老服务的思路有待厘清，政策体系有待完善，组织保障机制有待健全。从中国特色社会治理体制出发，借鉴国际上社区支持养老服务的经验，完善北京市社区支持下的居家养老服务政策体系，应将落脚点放在基层社会治理改革上。具体而言，应加快构建老龄化背景下的社区多元主体共建共治共享格局，优化社区居家养老服务资源配置方式，完善社区居家“一体化”服务机制，促进机构、社区、居家养老服务协调发展以及医养康养融合发展，走出一条具有首都特色的超大城市破解养老难的新路。

第一节　问题提出与基本概念

一、问题提出

党的十九届五中全会将积极应对人口老龄化上升为国家战略，这是一项长期的、复杂的系统工程，涉及人口长期均衡发展、养老服务体系建设等很多议题，牵涉经济社会发展的方方面面，其中，完善社会养老服务体系是实施积极应对人口老龄化国家战略的基础性、支柱性、先导性的工作。基于我国未富先老的现实国情和我国仍然长期处于社会主义初级阶段的现实特征，构建基本养老服务体系则是完善社会养老服务体系中的兜底性、支柱性、先导性的工作。

机构养老、社区养老、居家养老被认为是三种传统的、基本的养老方式。近年来，随着家庭少子化、小型化导致的老龄化不断加剧，随着居住形态和生活方式的变化以及互联网智慧技术的发展，这三种传统养老方式的内涵、表现形式、政策支持也在不断演变和发展，社区和居家中的失能、失智、高龄老年人的养老服务成为“刚需中的刚需”“短板中的短板”，是当务之急，是最急难愁盼的问题。社区居家养老方式也逐渐成为最适合我国文化和社情民意、成本相对较低的养老方式。[①] 但对于社区居家养老服务的内涵、表现形式、政策支持的研究尚显不足，理论研究和政策支持滞后于现实的发展和需要。可以说，社区居家养老服务问题解决不好，基本养老服务清单就没法落实，社会养老服务体系建设就不可能实现“从有到优”的跨越。这就使得在当前的背景和形势下，研究社区居家养老服务、发展社区居家养老服务体系成为最迫切的任务，具有重大的理论和现实意义。

对北京来说，发展社区居家养老服务更是迫在眉睫。“十四五”时期是人口老龄化从相对慢速转为相对快速的重要“变轨期”。2022 年，北京市 60 岁及以上常住人口占比首次突破 20%，已经迈入中度老龄化社会。预计到“十四五”末期，北京市人口老龄化水平将达到 24%。到 2035 年，老年人口接近 700 万，人口老龄化水平将超过 30%，进入重度老龄化社会[②]，

① 黄石松，孙书彦．我国社区居家养老的发展历程、现实困境与路径优化［J］．中国国情国力，2021（10）：9-13.

② 北京市卫生健康委员会．北京市老龄工作委员会关于印发《北京市“十四五”时期老龄事业发展规划》的通知［A/OL］．（2021-11-26）．https：//wjw. beijing. gov. cn/zwgk_20040/ghjh1/202111/t20211126_2545316. html.

如何构建完善的社区居家养老服务体系从而满足如此庞大老年人口的需求，愈发成为迫切需要解决的问题。根据2023年5月24日在第一届北京养老服务行业发展四季青论坛发布的北京市老年人居家养老服务需求调研报告，北京市近九成老年人倾向于居家养老，仅有11.8%的老年人表示愿意入住养老机构。[①]其中，90%以上的重度失能失智老年人选择居家养老。[②]与此同时，北京市社区居家养老服务设施总量不足，供需结构失衡，难以满足老年人多层次、多样化的养老服务需求，难以在社会养老服务体系中发挥基础性作用，社区居家养老问题已成为养老工作面临的主要矛盾和突出短板。

作为首都，北京的老龄工作在全国一直具有指向性和引领示范作用。从北京市人口老龄化在全国的位置来看（见图2-1），以60岁及以上常住老年人占总人口的百分比为衡量指标，“十三五”时期以来，北京市的老龄化水平始终高于全国平均水平；到2035年，预计这一趋势仍然持续，并且与全国平均水平的差距逐步扩大。未来，随着北京市人口老龄化进程的加快，随着北京市人口老龄化在全国所处的位置更加突出，北京在解决社区居家养老服务问题上的探索与实践将为我国社区居家养老服务体系发展做出更多有益的借鉴和参考。

---

① 中工网．北京老年人居家养老服务需求调研报告显示：近9成老人愿意居家养老［EB/OL］.（2023-05-24）. https://www.workercn.cn/c/2023-05-24/7850887.shtml.

② 北京市人民政府．99%的老年人选择在家养老 针对这一实际情况——创新居家养老将扩大试点范围［EB/OL］.（2023-05-23）. https://www.beijing.gov.cn/fuwu/bmfw/sy/jrts/202305/t20230523_3110212.html.

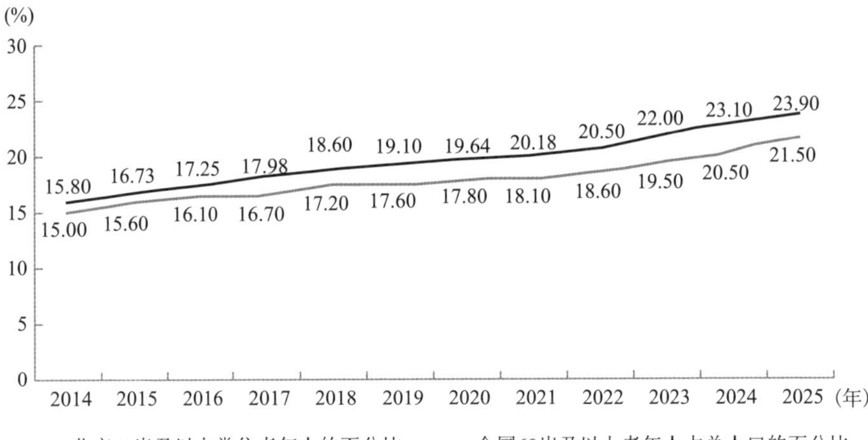

图 2-1　北京与全国 60 岁及以上老年人百分比对照图（2014—2025）①

二、基本概念

（一）社区与社区服务

在我国，社区通常被认为是一种地理空间形态，根据相关法律法规，我国社区建设通常以常住人口数量、居民居住状况、公共服务资源布局、管理幅度等因素进行资源配置。社区在地域范围上一般以现有居住小区为基础，以道路为边界，管辖区域相对规整闭合，原则上不得由不接壤的跨区域组成。社区规模以社区内住宅套数作为基本标准，并据此配备社区综合服务设施，同时合理配置养老、托幼、助残、文化、体育、卫生、就业、警务等公共服务设施。

① United Nations，Department of Economic and Social Affairs，Population Division. World Population Prospects 2022［R/OL］. Online Edition. https：//www. un. org/development/desa/pd/content/World-Population-Prospects-2022. 北京市数据由作者根据历年《北京统计年鉴》整理，2022—2025 年数据是根据北京市老龄工作委员会在制定《北京市“十四五”时期老龄事业发展规划》时采用相关文件资料估计的数据。

与此同时，从基层社会治理的维度看，社区还通常被认为是一种组织形态，社区组织包括了社区党组织、社区居委会和社区工作站，分别承担着领导核心、群众自治以及行政事务职能。近年来，随着我国基层社会治理改革的不断深化，基层社区逐步形成了党委与辖区内各主体之间“一核多元”同心圆式的治理格局，以社区党委为领导核心，以社区服务中心、社会组织、驻地单位等多元主体共同参与社区治理和服务[①]，形成了党委、政府、社会、居民协同共治的基层党建和社区治理格局。

从社区服务的维度进行分析，我国社区服务的对象是辖区内所有个人和法人单位，服务的主要内容是为辖区内居民和法人单位的日常生活和生产经营提供基本公共服务支持，维护社区正常的运行和秩序等。随着人口老龄化的不断加深，老年人口在社区总人口中的比重不断提高，第七次全国人口普查数据显示，北京市 2020 年常住人口达到 2189.3 万人，60 岁及以上常住老年人口达到 429.10 万，占比 19.6%。在西城区，陶然亭、白纸坊等街道 60 岁及以上老年人口占常住人口的比重已经超过 30%。老年人的需求已经成为社区服务中越来越重要的内容，而伴随着家庭养老功能的不断弱化，“家庭有心无力”，老年人的需求越来越需要相应的社区服务支持才能更好地实现，社区养老服务模式应运而生。

（二）社区养老服务与社区居家养老服务

社区养老服务最初被认为是在政府支持下由社区直接提供的养老服务，是与机构养老服务、居家养老服务相并列的一种

① 曹海军．党建引领下的社区治理和服务创新［J］．政治学研究，2018（1）：95-98.

基本养老服务方式，狭义上的社区养老服务就是指社区负责运营和管理的日间照料中心提供的服务。然而，随着老年人需求的异质性发展，社区养老服务的概念也在不断演变，从服务内容上，其外延逐步拓展为依托社区开展的为老服务，包括社区对居家养老服务的支持和社区直接提供的日间照料、短期托养等双重功能。从运营主体和运营方式上，从社区直接负责运营逐步拓展为由社区提供场地、资金等支持，采取“公建民营”、社会资本运营等多元主体提供多种服务方式。

有学者认为，严格来说，社区养老并不是一种独立的养老方式，可以看作是居家养老和机构养老二者的结合。[①] 社区养老为居家养老提供必要的依托和辅助，是为了更好地实现居家养老的效果。为此，有学者提出了社区居家养老服务的概念，并将社区居家养老服务的内容界定为社区化居家服务和社区化设施服务两类。[②] 社区化居家服务是以为居家老人提供上门服务为主，社区化设施服务则更多强调社区内的老年居民以使用社区养老服务设施的途径获取服务。狭义的社区化设施服务专指除养老机构和医疗设施以外的社区托养服务设施、综合养老服务设施和社区支持类服务设施，广义的社区化设施服务包括社区层面的常住型养老机构和专业化医疗服务设施。[③]

现实生活中的实际存在是：为满足在社区和居家生活的老年人的客观现实需求，一些社区建设有提供日间照料和喘息服

---

① 林宝．康养结合：养老服务体系建设新阶段［J］．华中科技大学学报（社会科学版），2021（5）：9-18.

② 黄石松，孙书彦．我国社区居家养老的发展历程、现实困境与路径优化［J］．中国国情国力，2021（10）：9-13.

③ 封铁英，马朵朵．社区居家养老服务如何包容性发展？一个理论分析视角［J］．社会保障评论，2020（3）：77-89.

务的养老设施，有一定的床位数量，但不能接受老年人过夜；一些社区建设有嵌入式小型养老机构，有一定的床位数量，接受老年人长期入住；从政府监管方式来看，前者属于社区养老的范畴，后者仍然属于机构养老的范畴。一些社区建设有为辖区内老年人提供文化娱乐、老年餐桌、配送餐服务、巡视探访、文化娱乐、老年教育、健康管理等公共服务的设施。北京市按照“15 分钟生活圈”的要求，建设社区养老服务驿站，并将其作为社区层面养老服务的“总服务台”，设置养老服务顾问、建立养老服务需求发现机制等。上海市则以社区为基本单元，以支持居家养老服务为重点，建设兼顾日间照料、短期托养为一体的社区综合性养老服务中心，为辖区内老年人提供整合式、一站式养老服务支持。

（三）社区支持下的居家养老服务

综上，笔者认为，对于社区居家养老服务，其中的“居家”指的是居住方式，“社区”指的是社区支持，也即社区作为主体，通过相应的方式去支持辖区内的老年人家庭、机构、社会组织等多元主体开展养老服务。社区支持养老服务起源于社区服务，但其内涵比社区养老服务更为宽泛。如果给其下一个定义的话，可以理解为，从空间上以社区作为最基本的服务范围，从主体上以社区作为最基本的治理单元，为辖区内全体老年人提供养老服务的全部政策、资金、设施、人力等的总和。社区支持养老服务可分为三类，一是社区作为供给主体直接提供日间照料、临时托管等养老服务；二是社区通过完善基础设施和环境为市场主体、社会组织提供养老服务创造条件；三是通过政策、资金等方面的支持增强家庭养老功能，例如社区提供的家庭照护者支持等。此外，在信息化时代，社区治理依托的信息化平台可为辖区内各类经营主体开展养老服务提供数据支持，而互联网虚拟社区还可提供线上养老服务，以上均是社区支持养老服务的重要内容。

由此可见，社区居家养老服务应当被理解为社区支持下的居家养老服务体系，是面向生活在社区和居家中的老年人，以家庭为核心，以社区为依托，以各类专业化服务提供者为载体，通过政府购买服务、非政府组织实体承办等多种运营方式，采取上门、日托或邻里互助等服务形式，为居家养老的老人提供以生活照料、医疗保健、心理慰藉等为主要内容的社会化服务。[①] 其中，社区既作为服务提供主体，更重要的是也作为重要平台和纽带，将家庭和机构有机地组织衔接起来，让居家老年人获得社会化养老服务。大力发展社区支持下的居家养老服务体系，能够通过社区服务和支持，帮助健康活力老年人积极参与社会，特别是社区共同体建设，促进老年人功能维护和健康老龄化；帮助家庭照护者发挥基础性作用，增强家庭养老功能；帮助各类市场主体、社会组织等主体更便捷、更高效地开展养老、为老、助老服务。

第二节　我国社区支持下的居家养老服务的发展历程

新中国成立至今，我国养老方式和养老服务体系建设发生了根本性的变化，回顾这一发展历程，大致可以分成以下四个

① 章晓懿，刘帮成．社区居家养老服务质量模型研究——以上海市为例［J］．中国人口科学，2011（3）：83-92+112.

发展阶段。在每一个发展阶段中，家庭养老、居家养老、社区养老、机构养老的意涵、方式和支持政策也在不断地演变和发展，并最终促使社区支持下的居家养老服务体系的产生。

一、家庭养老和针对特定群体的机构养老相结合（从新中国成立到改革开放初期）

从新中国成立到改革开放初期，中国仍然延续了传统的家庭养老模式，但是随着社会福利制度的逐步建立，部分责任由家庭转向国家和单位承担。在城镇，单位包办职工的福利，无劳动能力、无生活来源、无法定赡养人和扶养人的城镇“三无”老年人则由政府送到公办养老院集中供养；在农村，绝大多数老年人的养老由家庭承担，对于缺乏劳动能力或者完全丧失劳动能力，生活没有依靠的老、弱、孤、寡、残疾的老年人，则实施“五保供养”制度。敬老院的诞生成为我国最早的社会养老制度安排，主要目的是为各类老弱病残人员提供救济和教育等福利性服务，只有符合条件的人员才能入住，从而形成了大多数老年人居家养老、一部分特殊老年人入住养老机构的格局，这一模式一直延续到 1978 年中国实施改革开放以前。

二、初步形成机构、社区、居家三种基本养老方式（1978—1999）

1979 年民政部召开全国城市社会救济福利工作会议，开启了社会福利改革的进程。1984 年民政部明确提出了“社会福利社会办”的指导思想，随后，养老机构改制成社会化福利部门，部分公办机构开始面向社会开放，普通老年人可以自费入住。公办养老机构的经营和管理实行“公建民营”改革，走向了社会化的开放和激励模式。2000 年《关于加快实现社会福利社会化的意见》（国办发〔2000〕19 号）明确提出“国家资助社会各方面力量积极兴办社会福利事业，建立投资主体多元化、福利对象公众化、运营方式市场化、服务内容多样化、服务队伍专业化的新型社会福利体系”。自此，我国机构养老一直延续着市场化、社会化、专业化的方向发展，机构养老床位数不断增加，服务内容不断拓展，服务质量不断提高。养老机构收住的老年人也不再局限于特定群体，而是面向有需求的全体老年人。

与此同时，自 20 世纪 80 年代开始，顺应从计划经济向社会主义市场经济的转轨，我国逐步推进社区服务体制和基层社会治理体制的改革。1986 年第一次提出了在城市开展社区服务工作的要求，并在全国的大、中、小城市进行了一系列的试点和推广工作。社区服务是以社区为单位组织的区域性社会福利服务，包括面向老年人、残疾人、儿童和优待对象等特殊社会群体提供救助性的福利服务，也包括面向社区内一般居民的便民利民服务和面向社区内各种组织和单位的服务。[①] 此后，社区服务与养老紧密相连，社区为养老服务提供支持，一些为社区内有需求的老年人提供日间照料、临时托管的社区养老设施应运而生；一些为辖区内全体老年人提供文化娱乐、老年教育、社会参与等服务的设施（如老年文化活动中心、老年大学等）也应运而生。与此同时，社区的支持也使居家养老的发展有了

① 高桂贤．社区服务［M］．北京：电子工业出版社，2009.

较高的起点和较好的基础，逐步形成了机构养老、社区养老、居家养老三种基本的养老方式。

三、政府主导构建多元参与的社会养老服务体系（2000—2012）

从 2000 年开始，我国进入老龄化社会，养老需求激增，受计划生育政策等多方面影响，家庭小型化，“4-2-1”家庭结构逐步凸显，我国养老服务政策以构建科学完备的社会养老服务体系为重点，养老服务发展呈现机构、社区、居家三种基本养老方式齐头并进、体系化发展的特征。

2000 年 8 月发布的《中共中央 国务院关于加强老龄工作的决定》指出，要“建立健全社区管理和社区服务体系，发展老年服务业……坚持家庭养老与社会养老相结合，充分发挥家庭养老的积极作用，建立和完善老年社会服务体系……建立家庭养老为基础、社区服务为依托、社会养老为补充的养老机制”。2001 年民政部在全国推行社区老年福利星光计划，要求各地形成社区居委会有站点、街道有服务中心的社区老年人福利服务设施网络，覆盖住养、入户服务、紧急援助、日间照料、保健康复、文体娱乐等项目。

2006 年 2 月国务院办公厅转发全国老龄委办公室和发展改革委等部门《关于加快发展养老服务业意见的通知》，提出“逐步建立和完善以居家养老为基础、社区服务为依托、机构养老为补充的养老服务体系”……“鼓励发展居家养老服务业”。此时，“居家”代替以往“家庭”的提法，标志着发展居家养老已经成为我国解决养老服务难题的基本政策取向。2008

年全国老龄委办公室联合多部门颁布《关于全面推进居家养老服务工作的意见》，规定“居家养老服务是指政府和社会力量依托社区，为居家的老年人提供生活照料、家政服务、康复护理和精神慰藉等方面服务的一种服务形式”。

2011 年 9 月发布的《中国老龄事业发展“十二五”规划》明确提出：以居家养老为基础、社区养老为依托、机构养老为支撑，并第一次提出了“90∶7∶3”的结构目标，也就是说，90%的老年人接受居家养老服务，7%的老年人接受社区养老服务，3%的老年人接受机构养老服务。这一目标也成为各地指导养老服务设施建设的主要依据，一直延续至今，尽管各地根据人口老龄化的情况不同有所微调。例如，北京市民政局、市发改委、市规划委员会、市财政局以及市国土资源局五个部门在 2008 年联合下发的《关于加快养老服务机构发展的意见》，提出的是“90∶6∶4”的结构性目标。[①] 但是此后，我国总体上都是按照“90∶7∶3”或“90∶6∶4”的这一原则进行设施布局，配置养老服务资金和各类资源，从而形成了机构、社区、居家三种养老方式按照适当的比例统筹发展的格局。

四、统筹推进机构、社区、居家养老融合发展（2013 年至今）

党的十八大以来，党中央高度重视老龄工作，出台了一系列政策方针，我国老龄事业发展迎来全新的局面，社会养老服务体系建设也呈现新的格局。2016 年 3 月发布的《中华人民共和国国

① 朝阳报 . 9064 养老新模式［EB/OL］.（2010-02-23）. http：//www.bjchy.gov.cn/affair/domain/shbz/8a24f09a26b5bf5e0126f95cf9c60394.html.

民经济和社会发展第十三个五年规划纲要》（2016—2020 年）中提出“建立以居家为基础、社区为依托、机构为补充的多层次养老服务体系”，反映了我国社会养老服务体系建设的基本思路。2017 年 2 月发布的《“十三五”国家老龄事业发展和养老体系建设规划》（国发〔2017〕13 号）再次强调要“夯实居家社区养老服务基础”“大力发展居家社区养老服务”“加强社区养老服务设施建设”。2019 年 3 月国务院办公厅发布的《关于推进养老服务发展的意见》（国办发〔2019〕5 号）对“推动居家、社区和机构养老融合发展”提出明确要求。2019 年 10 月党的十九届四中全会进一步提出“加快建设居家社区机构相协调、医养康养相结合的养老服务体系”。在国家政策导引下，我国传统的机构养老、社区养老、居家养老模式从内涵上也发生了深刻的变化，出现了融合发展的趋势。

首先，机构养老的内涵进一步拓展。一方面，出现了“公办养老机构、公建民营养老机构”“营利性养老机构、非营利性养老机构”等多形态养老机构并存的局面，以针对不同老年人的需求提供多层次、多样化的服务；另一方面，国家政策倡导和鼓励养老机构利用专业优势开展延伸到居家的上门服务，机构养老开始向居家养老服务和社区养老服务拓展，同时也出现了规模化、连锁化、品牌化发展的趋势，一些实力雄厚、管理规范的机构采取“一照多点”、集团化运营等方式，进入社区养老和居家养老服务中。为进一步引导居家上门服务的发展，2023 年 9 月，民政部养老服务司正式发布《居家养老上门服务基本规范》国家标准（GB/T 43153—2023），规定居家养老上门服务的总体要求、服务内容、服务流程和服务评价与改进，适用于居家养老上门服务组织为居家老年人提供上门服务及其管理。[①] 可以预见，在国家政策的加持下，机构养老向社区、居家养老服务延伸和拓展的趋势将进一步强化。

其次，社区养老的内涵也发生了变化。为了满足越来越多老年人多样化的养老需求，社区养老的功能从最初由日间照料中心提供的日托功能，扩展到为辖区内老年人满足养老需求提供综合性的政策、资金、设施等支持。与服务对象从非自理、半自理老年人延伸到辖区内所有健康活力老年人相适应，社区养老的服务内容也扩展为健康管理、生活照料、医疗护理、心理健康、文体娱乐、安全保障等方面的综合性、一站式养老服务集合。相应来说，在地理空间上，社区养老虽然仍然以所辖区域作为基本的服务提供范围和资源配置单元，但是服务提供的场所从固定的日间照料中心拓展到居家和各类社区公共空间。由此，社区养老更多的是“社区内照顾”而不是“由社区照顾”，这也就意味着社区不再仅仅作为社区养老服务提供的直接主体，而是作为一个社会治理主体协调家庭、养老服务机构和其他社会组织为老年居民提供专业服务和提供养老支持。

最后，居家养老服务进入规范化、专业化发展阶段。一方面，居家养老的服务内容日益规范，服务提供主体日益多元化。国家政策鼓励专门从事居家养老服务的专业公司的发展，在互联网智慧技术的支持下，采取线上线下相结合，从事专业化居家养老服务的机构和组织应运而生，并蓬勃发展。此外，“物业+养老服务”、远程照护和远程医疗等创新性探索不断涌现。

---

① 国家标准全文公开系统．居家养老上门服务基本规范［EB/OL］．（2023-09-07）［2024-10-23］．https：//openstd. samr. gov. cn/bzgk/gb/newGbInfo？hcno=0CD2EC490D8E31DFC30A1F0DD82DA7A9.

居家养老的服务提供也日渐与长期护理保险、家庭照护床位、家庭病床、家医签约等制度结合起来。例如，2021年发布的《“十四五”民政事业发展规划》提出，健全建设、运营、管理政策，发展“家庭养老床位”。实践中，一些地方还探索建立了长期护理保险和家庭养老床位运营补贴等医养深度融合的机制。

也正是在这一时期，社区和居家养老的概念进一步融合，出现社区居家养老（Family-Care in Communities）模式。从实践发展看，大多数老年人选择居家养老的居住形态，由社区提供养老环境和服务支持，形成“社区+居家”养老的服务链条。具体是指：以居家为基础，依托社区养老服务和设施，来满足居住在家中的老年人养老需求的养老模式，具体的养老服务内容包括生活照料、医疗护理、紧急救援、文体娱乐、精神慰藉、健康管理、康复辅助等。[①] 该模式把老年人在家里居住与社会提供的服务和支持结合起来，满足了老年人的情感和生活需要，既能够克服家庭养老服务能力弱化的困境，满足老年群体就地养老服务规模化需求，又能够弥补机构养老覆盖面窄、成本高、将老年人与家庭割离的缺陷，是同时服务于健康老年人和失能、半失能老年人的经济型养老服务模式。[②]

可见，社区养老与机构养老、居家养老日益互融衔接，逐渐成为一个多方参与、多元供给、协同合作的体系。此外，还出现了一些超越传统模式的新兴养老方式，如复合型养老社区。

---

① 目前关于社区居家养老服务的定义大多源自政策文件，具体参照《上海市社区养老服务管理办法》（沪府办发〔2017〕35号）、北京市地方标准《社区养老服务设施设计标准》（DB11/13.9-2015）等。

② 封铁英，马朵朵．社区居家养老服务如何包容性发展？一个理论分析视角［J］．社会保障评论，2020（3）：77-89.

所谓“复合型养老社区”，是以全生命周期为线，在社区中机构养老与居家养老结合设置，既为老年人提供“一站式”的养老服务，也为其他年龄层的居住者提供完善的生活服务。国内现行的养老社区模式有医养综合体模式、旅游度假养老模式、CCRC 养老社区模式，以及一般全龄复合型社区模式，如泰康之家·燕园养老社区、成都大邑云上颐养社区、天津市康宁津园等的实践。[①②] 养老社区集居住生活、休闲娱乐、康养护理等多种功能于一体，可视为融合养老院、护理院养老模式与居家养老模式的“复合化”养老模式，能够充分适应各年龄段养老需求，提供“在熟悉的环境中养老”的高品质养老选择，具有极大发展潜力，也为推进居家社区机构融合发展提供了新的路径。

第三节　北京市社区居家养老服务发展现状与问题

一、北京市社区居家养老服务发展现状

2015 年 1 月，北京市率先制定和实施全国首部以居家养老服务为内容的地方性法规《北京市居家养老服务条例》[③]，标志着养老服务工作的对象从特定老年群体转向覆盖全体老年人，

① 张文志，李晶，倪杭炜，等．适老化的全龄复合型社区的规划设计策略——以成都大邑云上颐养社区为例［J］．城市建筑，2022（20）：192-195.

② 张广群，石华．复合型养老社区规划设计研究——以泰康之家·燕园养老社区为例［J］．建筑学报，2015（6）：32-36.

③ 北京市人民政府．北京市居家养老服务条例［EB/OL］．（2015-02-25）［2023-10-15］．https：//www.beijing.gov.cn/zhengce/zhengcefagui/201905/t20190522_58195.html.

工作内容的重点从机构养老服务转向社区居家养老服务。市政府明确提出，打造“三边四级”[①]、就近精准的社会养老服务体系，在市级统筹的基础上，以街道乡镇为单元，每个街道乡镇至少建设一家集中式养老照料中心；以社区（村）为单元，以“15分钟生活圈”为服务半径，科学规划、合理布局、建设社区养老服务驿站。

为此，北京市从2016年开始按照“政府无偿提供设施、运营商低偿运营”的思路，在全市范围内布局建设社区养老服务驿站。社区养老服务驿站是比日间照料中心覆盖更全面、功能空间更细化、服务更周到、更有针对性的社区居家养老设施，是日间照料中心的优化与升级设施。[②] 社区养老服务驿站充分利用社区资源，为有需求的老年人提供日间照料、呼叫服务、助餐服务、健康指导、文化娱乐、心理慰藉等服务。[③] 陆续颁布并实施《关于开展社区养老服务驿站建设的意见》《社区养老服务驿站设施设计和服务标准（试行）》《北京市社区养老服务驿站运营扶持办法》等政策，推动社区养老服务驿站的规模化、品牌化、连锁化运营。

与此同时，为提升居家养老服务供给能力，北京市连续颁布和更新《居家养老服务规范》的地方标准[④]，详细规定了相

---

① “三边”是指周边、身边、床边，“四级”是指市级、区级、街道乡镇、社区（村）四个层级。

② 卜德清，梁鑫．社区养老服务驿站与日间照料中心比较研究［J］．建筑实践，2018（12）：54-58.

③ 周佳佳，康越．北京市养老驿站的政策演变及发展趋势分析［J］．北京化工大学学报（社会科学版），2019（1）：30-34.

④ 北京市民政局．我市发布《居家养老服务规范》第11、12部分，推动居家养老服务高质量发展［EB/OL］．（2022-01-14）．https：//mzj.beijing.gov.cn/art/2022/1/14/art_4490_689744.html.

关机构和组织提供居家养老服务的服务项目、服务要求、服务评价与改进，以及开展巡视探访工作的标准等内容，推动专业化居家养老服务供应商发展。一批传统家政服务企业向居家养老服务转型，依托可穿戴设备等实现线上线下相结合，远程照护服务的智慧型养老服务企业也应运而生。在政策支持下，街道乡镇养老照料中心除收住本辖区符合条件的基本养老保障对象，实现“应保尽保”的目标以外，还承担延伸到提供居家养老上门服务的功能。社区养老服务驿站除了为老年人提供健康检测、方便服务、解难服务、文化服务四项基本服务事项外，也接受政府为基本养老服务对象购买的居家养老上门服务，具体包括巡视探访、个人清洁、养老顾问、呼叫服务。居家养老服务呈现专业化、多元化、体系化发展的良好势头。

综上，经过多年的持续努力，到“十三五”末期，北京市初步形成了具有首都特色的社会化养老服务格局和服务模式。根据北京市老年人福利信息管理系统的数据，截至2022年4月30日，北京市建成街道乡镇养老照料中心共计334家、社区养老服务驿站1380家，基本实现了养老服务对全体老年人全覆盖的目标。“十四五”时期，在积极老龄观、健康老龄化理念的指引下，随着20世纪60年代生育高峰期出生的“60后”进入老年期并逐渐成为老年群体的主力，老年人数量总体快速上涨，健康活力老年人比重提高。这一部分老年人更愿意选择居家养老方式，更注重精神文化生活、社会参与、老年宜居环境，从而对社会养老服务体系的公平可及、综合连续提出更高的要求，对社区支持下的居家养老服务提出更多、更高的期待。

为进一步推动街道乡镇层面的资源统筹，推动社区居家层面的养老服务落地、落细，北京市积极探索“街道乡镇养老服务联合体”的建设模式，大力发展街道乡镇区域养老服务中心或为老服务综合体。2018 年 10 月，北京市首家“区域养老服务联合体”在东城区朝阳门街道正式揭牌，以辖区内养老照料中心和社区养老服务驿站为核心，联合辖区内其他养老服务商户以及区域外的多类型服务商组建养老服务联合体，为老年人就近提供整合式居家养老服务。随后，这一模式在全市范围内逐步展开。2022 年 4 月 10 日，中共北京市委办公厅、北京市人民政府办公厅印发《关于推进街道乡镇养老服务联合体建设的指导意见》，明确提出了五项重点任务以及四项运行机制建设要求，加快推进养老服务联合体建设，实现养老服务供需精准对接。①

2022 年北京市整体进入中度老龄化社会。2022 年 10 月党的二十大以中国式现代化为总纲，为新时代新征程擘画了新蓝图。党的二十大报告明确提出，实施积极应对人口老龄化国家战略，发展养老事业和养老产业，优化孤寡老人服务，推动实现全体老年人享有基本养老服务。随后，中央陆续出台推进基本养老服务体系建设的政策文件。2023 年 5 月，二十届中央财经委员会第一次会议强调以人口高质量发展支撑中国式现代化。北京市养老服务工作面临全新的政策环境。

为适应政策形势和需求变化，2023 年以来，北京市开始研究制定完善基本养老服务体系建设的“1+N”方案（1 个实施意见，即推进基本养老服务体系建设的实施意见；N 个专项方

---

① 北京市人民政府．中共北京市委办公厅 北京市人民政府办公厅印发《关于推进街道乡镇养老服务联合体建设的指导意见》的通知［EB/OL］.（2022-04-10）. https://www.beijing.gov.cn/zhengce/zhengcefagui/202204/t20220414_2676387.html.

案，即居家养老服务网络提升、养老助餐服务供给、综合为老服务平台运行、养老服务人才队伍规划等专项方案），并以北京健康养老集团有限公司为依托，按照“培养一类主体、构建两种模式、实现全面覆盖”的总体思路，开展居家养老服务模式创新试点，开通“北京养老服务网”，同步上线小程序，旨在打造便捷的养老服务“网上超市”。下一步，北京市还将在总结经验的基础上逐步扩大居家养老服务模式创新试点的范围，探索实施居家养老照护支持计划，制定“京彩时光”养老志愿服务指南等，积极推动机构养老向居家社区机构养老协调发展的战略转型，构建老百姓买得起、买得到、信得过的居家养老照护服务体系，打造养老服务的“北京模式”。

二、北京市社区居家养老服务发展面临的突出问题

住房是老年人的基本人身保障，社区是老年人生活的场所和载体。随着老年人口数量增加和队列更替，老年人的住房条件、居住环境、养老方式，社区的人口结构、社会结构、需求结构也在发生深刻的变化，这就必然需要与之相适应的组织形式和治理方式。北京市人口管理和服务的政策制度、社区规划建设规范和房屋设计规范、住房交易和物业管理制度等都是在年轻型人口结构下建立起来的，已经不能适应老龄化社会发展的需要。总体而言，北京市社区支持下的养老服务体系建设的思路有待厘清；政策碎片化，缺乏系统、全面的整体设计；住房和社区养老服务设施建设有待完善；组织保障机制也有待建立健全。北京市社区居家养老服务体系建设中还存在以下突出的问题。

（一）老年人与社区没有建立制度化联系

老年人对社区治理的参与度不高。老年人既是社区居家养老服务的对象，也是社区居家养老服务的参与者、提供者。随着我国劳动工资、社会福利和退休制度的改革，城乡老年人在退休以后，从“单位人”变成了“社会人”，而基本生活照料、休闲娱乐、社会参与等则需要在社区及其居住地周边完成，“社会人”同时又变成“社区人”，但退休老年人的社会化管理与服务制度尚不完善，大多数退休老年人并没有跟社区建立制度性必然联系，这也就使得基层老龄工作开展缺乏深厚的群众基础。一方面，大部分健康活力老年人参与社区建设不够积极；另一方面，社区人力资源匮乏。为满足老年人日益增多的社会参与需求，一些社区开始组织成立老年人协会，开展志愿者服务、社区义工等社会公益活动，为老年人提供社会参与渠道与平台，提高老年人在社会中的主体地位，发挥老年人的主观能动性，维护老年人的自尊与社会地位，满足老年人成就感与获得感，促进社区居民之间的互动和交流。一些社区由社区居委会、物业管理公司、社区居民委员会等多方参与共同治理。但总体而言，社区的社会组织发育不足，老年人的社区参与度不够。

（二）社区居家养老服务的供需对接存在结构性矛盾

总体而言，老年人的住房和养老配套设施不适老。北京市社区养老服务设施总量不足，资源种类少，资源结构简单，服务内容单一化，服务惠及面有限，难以满足老年人多层次、多样化的养老服务需求。按照“90：6：4”（即90%的老年人居家养老、6%的老年人社区养老、4%的老年人机构养老）的原则配置的社区养老服务设施，与老年人的实际需求错位（实际需求是约99%的老年人选择了在社区支持下的居家养老方式），导致机构养老床位大量闲置的局面。并且，现实中社区养老服务资源的空间布局往往由于土地、房屋等条件限制，老年人不能享受到“就近就便、公平可及”的服务，存在着一方面老年人的需求不能得到有效满足，另一方面养老资源利用率不高、资源浪费的现象。

从服务内容上看，老年人不能享受到“想要的服务”和“整合连续的服务”。随着积极老龄观、健康老龄化理念不断深入人心，老年人需要的是综合的、一站式的医养结合的服务，但目前社区居家养老服务内容普遍单一，服务层次较低，市场能够提供的一般性的日常生活服务类项目较多，老年人需求较大的长期照护、康复护理、心理辅导、精神慰藉等更加专业的服务供给相对不足，失能、失智、高龄、空巢等老年人的特殊刚性需求得不到有效满足。与此同时，由于精神文化、社会参与等方面的服务缺失，老年人在“老有所为”“老有所乐”等方面的多元化、多样化需求也不能有效得到满足。

总之，北京市房屋建筑、居住区规划设计都是在年轻型社会背景下形成的，住宅户型设计、小区公共配套设施和环境设计都不同程度存在着不适老、不宜居的现象。完善社区支持下的居家养老服务政策体系首先应从硬件设施入手，从住房和社区配套设施及老年宜居环境入手，适应老龄化社会的发展，建立与老年人需求相适应的居住形态，以及与之相配套的规划设计、建设、交易（租售）、物业管理制度。

（三）老龄化社会基层治理体制不完善

社区居家养老服务的落地还存在“最后一米”的体制机制性障碍。我国社会化养老服务体系按“党委领导、政府主导、社会参与、全民行动”的思路进行制度设计，其中国家主导是基础，家庭和老年人要发挥基础性作用，多方参与是核心，追求政府（国家）、家庭（个人）、市场主体、社会主体的多元合作共治。当前，北京市养老服务中政府与市场、政府与社会的边界尚不清晰，市场主体和市场发育不足，社会组织和社群机制发育不足，社区居家养老服务方式单一、服务碎片化，服务标准化体系不完善，服务价格形成机制不明确，这与北京市已经进入中度老龄化社会的市情和加速发展的老龄化趋势是不相符的。

究其原因，从基层社会治理角度看，当前，北京市街道乡镇与社区（村）在养老工作中存在着职能边界模糊、制度性工作机制不健全等问题。街道乡镇作为最基层的治理单元，社区作为自治组织，在养老服务上的职能定位和责任清单须进一步明确；街道乡镇与民政、卫健、医保、住建等部门之间的“条块分割”现象还比较突出；基层养老服务工作责任不清晰、不落实，政策在执行中存在“最后一米”的体制机制障碍，实际工作中的痛点、难点未打通。街道乡镇、社区（村）在统筹养老服务资源、老年人的需求发现和诉求解决等方面的机制还不健全，工作运行效率不高，专职从事养老工作的人员不足；社区内从事养老服务的人力资源短缺，难以确保服务的专业性。养老服务还没有真正纳入基层社会治理的中心工作。

第四节 加快北京市社区支持下的居家养老服务的对策建议

习近平总书记强调，“社会治理的重心必须落到城乡社区，社区服务和管理能力强了，社区就实了”①。老龄化背景下，建立简约高效的基层治理体制，推动在基层一线解决养老服务诉求，提升基层养老服务供给能力，成为城乡社区基层治理改革的方向。为此，我们拟提出以下政策建议。

一、完善人口管理和服务政策

（一）建立老年人和社区的制度性联系

借鉴日本、新加坡等东亚国家社区支持养老服务的政策，完善退休人员社会化管理和服务制度，建立老年人和社区的制度性必然联系，重点在推动“老有所为”和“老有所乐”上做文章。倡导积极老龄观，将老年人视为社会资源，通过全方位构建老年教育服务体系，创造条件帮助老年人参与社区治理。在社区开发适合老年人和家庭成员灵活工作安排的岗位，鼓励老年人在社区事务中的参与，既缓解人力资源不足，也实现“老有所为”和“老有所乐”。赋能社区在协助老年人维权上的主体责任，推动退休人员到社区“报到”。同时，加强社区老年人基础数据和信息化建设，真正实现老年人从“单位人”到

① 2014年3月5日下午，习近平总书记在上海代表团参加审议政府工作报告。

“社会人”再到“社区人”的转变。

（二）建立健全家庭支持政策体系

发挥老年人的主体作用，增强家庭的养老保障功能。从家庭整体性需求出发，统筹促进家庭养老支持政策与经济、税收、就业、住房和公共服务等方面社会政策的协调和衔接。重视对家庭照顾者个体的尊重与关怀，在为家庭照顾者提供津贴或者其他配套服务的基础上，要注意重视和评估家庭照顾者的需要，从家庭照顾者的立场出发，关注其心理与物质需求，切实为他们带来必要的支持，才能切实提升家庭对老年人的保障功能。总之，构建老年友好和家庭友好政策，促进代际和谐和增强家庭养老功能，带动在全社会营造良好的孝老、敬老、养老的社会文化环境。

二、建立健全年龄友好型住房政策

《中共中央 国务院关于加强新时代老龄工作的意见》提出，“研究制定住房等支持政策，完善阶梯电价、水价、气价政策，鼓励成年子女与老年父母就近居住或共同生活，履行赡养义务、承担照料责任”。在此基础上，北京市还需进一步推动社区规划方面的优化和住房政策方面的统筹对接，在包括规划设计、建设施工、买卖租赁、物业管理等的全流程各环节，建立起年龄友好型住房制度。

（一）倡导全龄化社区规划设计

首先，新建小区和居住建筑要充分考虑到适老化的要求，配建相应的养老服务和老年健康服务场所。老旧小区则要通过综合改造和城市更新完善养老服务设施，住宅和小区规划建设指标、技术规范等均要实现从年轻型社会向老年型社会的转变。其次，要实现“老、残、儿”政策的一体化考虑，推进机构、社区、居家养老资源合理配置。以养老家庭照护床位为突破，推进居家养老的扩容增效，积极引导在超市、公园等人流量大的公共场所或者居民日常生活便捷可达的建筑里设置“嵌入式”老年健康服务设施与机构。科学合理布局老年健康服务设施及机构，及时满足老年人日常护理、就医、保健等需求。最后，加快社区居住环境、出行环境、生活环境、社会参与环境的适老化改造，建设老年宜居环境。总之，从源头入手，以规划为牵引，切实改善老年人的住房条件，创造良好的社区居家养老服务硬件条件，形成多层次的养老服务体系，为老年人提供多种选择。

（二）统筹住房政策和居家养老服务政策

首先，在商品房买卖和租赁交易中，优先考虑老年人群体、多代同堂家庭的住房需求，鼓励子女（家属或赡养人）和老年人就近居住。充分考虑到老年人，特别是高龄、无子女、独居、孤寡等老年人的合法权益，强化对开发商、房屋中介公司的义务和责任。事实上，在房地产交易环节，老年人不管是作为购房（出租）产权业主还是作为承租户，由于身体原因，同开发商和中介公司沟通时处于被动的不平等地位，正当权益受到侵害的现象时有发生，没有政府相关法律和公益机构等支持，靠自己很难实现权益维护。因此需要尽快完善相关政策，推动信息公开和公平交易，并强化市场监管。其次，允许采取更为精准和灵活的限购政策，尊重人口老龄化带来的人口迁移（如异地养老、方便照顾老人和子女）等合理性购房、换房需求，在购房资格、贷款条件等方面给予支持。最后，调整物业管理相关政策，调整物业管理公约指导意见，修改物业公司提供服务的指导目录和收费标准，明确物业公司在为老、助老方面的义务和收费标准，明确老年人代表参与业主委员会的组建和管理，做到有法可依。

三、构建多元主体共建共治共享格局

（一）明确街道乡镇与社区（村）在养老服务中的职能定位

进一步明确街道乡镇与社区（村）在养老服务中的关系。就社区凝聚力和公共性的生产而言，最好将社区（村）定位在较小的居民区层次；但就规模化布局公共服务网络和有效整合资源而言，养老服务资源的统筹调配应定位在街道乡镇层面，发挥党委领导、政府主导作用。所以，依法明确街道乡镇与社区（村）的关系，既要强化街道乡镇对基层群众性自治组织的指导、支持、监督功能，履行综合管理、统筹协调、应急处置和行政执法等职责；又要适当放权，充分激发基层社区民主自治，实现“自下而上”的老龄化治理。街道党工委（乡镇党委）、政府承担资源统筹、需求发现、服务组织、回应呼声和监督管理方面的属地职责，具体组织实施辖区内养老服务工作；社区（村）协助街道党委、政府梳理本辖区养老服务资源，为辖区内养老服务机构和运营商提供支持性服务，对本辖区养老服务机构和运营商的服务和质量进行监督。

（二）培育和壮大养老服务市场主体和社会组织的力量

培育和丰富市场主体是发展社区居家养老的关键。市场型养老服务发挥着补充作用，空间大且相对自由，可以交由市场主体负责，以满足老年人的多样化、多元化养老服务需求。应推进养老服务价格专项改革，明确基本养老服务的内容清单和服务标准，解决政府因投入越位、错位导致市场不发育、价格扭曲、资源浪费等问题，同时解决政府因投入缺位导致市场过度竞争、混乱以及消费者权益得不到保障的问题。应建立全市统一的养老服务补贴政策，打破因各区补贴政策不一致带来的市场隐形壁垒，推进养老服务的品牌化、连锁化、规模化、专业化运营，推动资源要素向优质企业集中，形成多元化、多层次养老服务供给格局。同时，也应有效发挥社区业主委员会和物业企业在养老服务中的作用，强化驻地单位的社区责任，统筹协调驻地单位和社会各界的养老服务资源。完善社区老年人协会组织建设，充分发挥老年人协会的作用，充分反映辖区内老年人诉求，有序参与和扩大民主决策、民主监督。

（三）建立健全社区支持下的居家养老服务保障机制

一是建立常态化议事机制。以街道党工委、政府主导，辖区内各类与养老服务相关的主体共同参与，建立区域养老服务联合体，定期召开会议，定期研究解决辖区内养老服务体系建设的重大问题。实现政策、资金、技术、人才、数据等要素在街道乡镇层面的统筹配置。二是完善供需对接机制。建设街道乡镇养老服务综合管理信息化平台和老年人基本情况信息库，使用信息化系统、呼叫中心等收集老年人需求，并通过后台处理与服务对接，实现服务供给与老年人需求及时准确有效衔接。三是完善志愿服务机制。建立统一的时间储蓄服务机制，推动志愿服务全面融入养老服务。比如，将志愿服务全面引入养老家庭照护床位、巡视探访等常态化项目；再如，探索养教结合互助新模式，发挥志愿者作用，依托社区服务机构、养老服务机构资源，开展形式多样的老年教育活动。鼓励具有专长的老年人在社区成立各类助老工作室，发挥老年人的专长为社区老年人提供服务。推动志愿服务数据共建共享，纳入街道乡镇养老服务信息化平台，充分利用信息化平台实现志愿服务数据信息的整理归纳和共享使用，科学评估志愿服务的整体效果等，实现志愿服务的长效和可持续发展。四是完善社会评价机制。将老年人的反馈作为服务评判的重要指标，建立“老年人的大众点评网”；公正、公平、公开的准入退出机制动态调整养老服务供应成员，促进服务能力和服务质量的提升。完善公众参与科学决策、民主监督的机制，综合运用第三方评估、社会监督评价等多种方式，加强对重大政策、重点项目的动态跟踪和实施效果的评估，依据评估情况对政策进行及时修订调整。真正使老年人的实际需求成为各项工作的出发点和落脚点，真正使老年人成为老龄事业发展的参与者和贡献者。

第 3 章

北京市老年健康服务体系建设

伍小兰*

* 伍小兰，中国老龄科学研究中心老龄健康研究所研究员。

加快老年健康服务体系建设发展高度契合了我国卫生健康事业从以疾病诊治为中心走向以人民健康为中心，从医疗保障走向健康保障的转型趋势，同时也是积极应对人口老龄化的必然之举。“十四五”开始，北京市人口老龄化形势发生深刻变化，进入加速发展期，体现出老龄化进程加快、高龄化更加凸显的态势。预计 2035 年前北京市将进入重度老龄化社会，老年人口接近 700 万人，高龄老年人口将突破 100 万人。[①] 健康是构成一个充满活力的经济体的关键社会要素，也是人民幸福生活的基础。加快完善老年人健康支撑体系，既是人民群众最现实、最迫切的需求，也是实施健康北京战略和积极应对人口老龄化国家战略的基础性、支柱性工作，具有重要意义。

第一节　问题的提出

一、老年人健康需要的特点

在生物层面上，衰老增加了老年人面对环境挑战的脆弱性，导致疾病和死亡风险增加，这使得老年期的健康需要强烈且具有长期性。老年人是慢性病的高发群体，而且多病共存的比例高。第四次中国城乡老年人口生活状况调查显示，超过八成（82.6%）的老年人患有慢性病，50.5%的老年人患有两种及以

① 北京市老龄工作委员会办公室．北京市老龄工作委员会关于印发《北京市“十四五”时期老龄事业发展规划》的通知［EB/OL］．（2021－11－11）［2023－10－14］．https：//www.beijing.gov.cn/zhengce/zhengcefagui/202111/t20211126_2545746.html.

上慢性病。[①] 共患疾病会给老年人群带来重大的影响，随着罹患慢性病人群数量的增加，老年人抵抗能力下降的风险也在增加。有研究利用多项全国性调查数据比较分析了我国老年人的失能水平，结果显示，在 65 岁及以上老年人中，各调查的失能现患率在 14.34%上下波动。[②] 老年人阿尔茨海默病患病率随年龄增加而上升，60—64 岁为 0.5%，到 85—89 岁上升为 18%。[③] 同时由于增龄过程中老年人生理、心理、社会等多方面的特异性变化，使得相对于中青年人口，老年人口的营养、心理、功能减退等健康问题也更为突出，对个体健康影响也就更为复杂。

总体来看，老年人健康状态具有复杂性和动态性，因而其健康需要也具有长期性和复杂性，亟待调整现有按照急症医疗模式建立的医疗卫生服务体系，并且加强卫生保健和社会服务的连接和整合。健康需要的内容和范围也是随社会发展而不断发展变化的。随着对健康影响因素的研究和发展，以及对于健康本质的探索，更加凸显了躯体和社会功能对于个体健康甚至是幸福的重要意义。[④] 大多数研究显示，非专业人士倾向于把健康看作进行日常活动的能力，也就是说，很多人把健康看作功能良好状态。[⑤] 因此对大多数老年人来说，维持功能发挥，

---

① 党俊武，李晶，张秋霞，等．老龄蓝皮书：中国老年人生活质量发展报告（2019）［M］．北京：社会科学文献出版社，2019.

② 陈鹤，刘艳，伍小兰，等．中国老年人失能水平的比较研究——基于四项全国性调查数据［J］．南方人口，2021（5）：1-12.

③ 施小明．新形势下我国老年人口面临的主要公共卫生挑战［J］．中华医学杂志，2021（44）：3613-3619.

④ Oberteuffer D. School Health Education［M］. 3rd ed. New York：Harper and Brothers，1960.

⑤ 威廉·考克汉姆．医疗与社会：我们时代的病痛［M］．高永平，杨渤彦译．北京：中国人民大学出版社，2014.

提高实际的生活质量是最为重要的。这就要求突破以“疾病”为中心的生物医学路径，将关注点和落脚点放在维护和增强老年人的内在能力上，以支持个体在老年期维持自主性，获得更好的生活质量，回应好老年人口的实质性健康需要。

二、人口老龄化对健康服务体系的挑战

老年期的健康特征决定了老年人在急性医疗之外，还需要全人、全方位的健康服务，涵盖共病治疗、功能康复、长期照护、心理关怀等多个方面，跨越医院、养老机构、社区、家庭等不同地点。因为老年人既可能同时罹患多种慢性病，又可能具有身体功能障碍或认知受损等，其复杂的健康与社会照护问题并非单一服务可以满足。然而迄今为止，各国的健康服务体系是以疾病，特别是以急性病救治为中心的体系[①]，也就是说卫生系统的设计常常更有利于治疗急性病而不是管理和减少老年人常见的慢性疾病所导致的相关问题。而且，这些系统常常局限于各自的专业领域内，孤立地处理各种问题。这将导致多药治疗、不必要的干预和不充分的照护。[②] 这使得老年人不得不奔走于零散的服务间，就医体验感差，另外也会导致老年人出院后身体功能得不到及时恢复而引起照护依赖。人口老龄化程度加深，并且可能产生利用昂贵的急症医疗资源满足长期照护需求的“社会性压床”现象。急性期病人采用再住院等方式滞留医院，以满足急性后期照护需求，无疑造成低价值医

① 张拓红．人口老龄化对健康服务体系的影响［J］．北京大学学报（医学版），2015（3）：380-383.

② 世界卫生组织．关于老龄化与健康的全球报告［R］．2016.

疗费用上升而压缩高价值医疗服务。面对老年群体巨大的健康服务需求，需要调整健康服务资源配置，提供连续化、整合化的服务。

这也引起另外一个重要问题，就是卫生系统本身对年龄与卫生保健支出的关系会产生重大影响。经济合作与发展组织（OECD）的一项研究显示，加拿大和美国与年龄相关的卫生费用的增加高于西班牙和瑞典，而澳大利亚、日本以及英国则处于二者之间，由此反映出卫生体系中服务提供者的系统、激励机制、针对脆弱老年群体的干预措施以及文化准则方面的差异，这在临终阶段表现得尤为明显。[①] 中国一项研究表明，临近死亡时间对医疗服务费用的增长有显著影响，尤其是临近死亡 1 年。然而高龄老年人临终前的医学突击抢救基本是无效的，还会降低生命最后的质量。[②] 因此在老龄社会条件下，需要优化医疗卫生资源配置，推进老年健康服务体系建设，强化急性医疗和急性后期、长期照护、临终关怀的衔接，既提高老年人生命生活质量，也可以缓解医疗保险基金运营的压力。

适应人口老龄化的形势，满足老年人健康需要，对卫生体系进行系统性改革是一个世界性的难题。世界卫生组织对全球 130 多个国家自 2002 年第二次世界老龄大会以来的工作进展的评估指出："卫生政策对人口学转变的响应仍处于低优先级。"[③] 在疾病谱和人口结构双重转变的背景下，当前我国卫生系统中面临以下主要挑战：一是老年人主动健康能力亟待提升，

---

① 世界卫生组织. 关于老龄化与健康的全球报告［R］. 2016.

② 吕国营，周万里，王超群. 人口老龄化、临近死亡时间与医疗费用支出——基于中国老年人健康影响因素跟踪调查的实证分析［J］. 中国卫生政策研究，2020（5）：1-9.

③ 世界卫生组织. 关于老龄化与健康的全球报告［R］. 2016.

健康素养还比较低，北京市60岁至69岁老年人健康素养水平仅为17.2%。[①] 面对快速增加的老年人口，老年人健康教育和预防保健工作基础仍较为薄弱。二是老年医学及相关学科发展不充分，老年综合评估、老年综合征管理和多学科诊疗等服务模式的覆盖面还很有限。三是相比需求增长，康复护理、安宁疗护领域的资源投入相对不足，医疗服务的延续性不足。四是社区居家医养结合发展不充分，老年人居家医疗护理以及失能老年人照护服务能力亟待加强。五是有利于老年健康服务发展的价格和支付政策机制、长期照护费用支付机制尚未全面建立，并且存在较大的城乡、区域差距。

第二节　北京市老年健康服务的政策和实践发展

一、老年健康服务政策梳理

健康北京战略实施后，老年健康服务被广泛纳入北京市城市总体发展、健康北京建设战略行动、积极应对人口老龄化行动中。《“健康北京2030”规划纲要》提出优化全周期健康服务和老年人健康服务，为老年人提供预防保健、治疗期住院、康复期护理、稳定期生活照料以及临终关怀一体化的健康和养老服务。2020年，《北京市建立完善老年健康服务体系的实施方案》（以下简称《实施方案》）印发，提出着力构建包括健康

① 北京市人民政府．北京市人民政府关于印发《“十四五”时期健康北京建设规划》的通知［EB/OL］．（2021-12-29）．https：//www.beijing.gov.cn/zhengce/zhengcefagui/202112/t20211229_2575955.html.

教育、预防保健、疾病诊治、康复护理、长期照护、安宁疗护的老年健康服务体系……与国际一流和谐宜居之都相适应的公平可及、综合连续、覆盖城乡、就近就便的老年健康服务体系基本建立。作为全市老年健康服务方面的第一个专项文件，《实施方案》对老年健康服务发展具有更为系统和明确的引导作用。

加强老年健康服务供给侧结构性改革，推进健康老龄化的政策思路延续到了“十四五”时期，全市老年健康服务发展的顶层设计持续强化。《北京市国民经济和社会发展第十四个五年规划和二〇三五年远景目标纲要》对老年健康服务体系建设做出系统安排，要求健全“预防—治疗—康复—护理—长期照护—安宁疗护”服务链。中共北京市委、北京市人民政府印发的《关于加强新时代首都老龄工作的实施意见》进一步提出把积极老龄观、健康老龄化理念融入首都经济社会发展全过程，构建综合连续的老年健康支撑体系。《“十四五”时期健康北京建设规划》《北京市“十四五”时期老龄事业发展规划》均将推进老年健康服务发展列为重点工作。《北京市深入推进医养结合发展的实施方案》《北京市加快推进安宁疗护服务发展实施方案》等政策文件则进一步明确了推进医养结合和安宁疗护工作的具体目标和任务措施。

建立健全老年健康服务网络，强化基层增强老年健康服务能力成为新时期完善医疗卫生服务体系的重要突破方向。中共中央办公厅、国务院办公厅印发《关于进一步完善医疗卫生服务体系的意见》，提出在城市地区网格化布局由市级医院、区级医院、社区卫生服务机构、护理院、专业康复机构、安宁疗护机构等组成的医疗联合体，推进形成资源共享、机制衔接、功能优化的老年人健康服务网络。2023 年，北京市朝阳区、石景山区、顺义区均入选紧密型城市医疗集团试点城市。深入贯彻落实以基层为重点的工作方针，北京市在全市范围启动基层医疗卫生服务能力提升工作计划，提出增强老年健康服务能力，扩大老年护理、安宁疗护等接续性服务供给，积极开展居家医疗护理服务。

二、老年健康服务指标体系

《中共中央 国务院关于加强新时代老龄工作的意见》《北京市“十四五”时期老龄事业发展规划》《“健康北京 2030”规划纲要》《健康北京行动（2020—2030 年）》《北京市医疗卫生设施专项规划（2020 年—2035 年）》等政策文件，从不同方面明确了北京市近、远期老年健康发展的目标方向和具体指标（见表 3-1）。

表 3-1　北京市老年健康服务指标体系

分类	时间	指标内容
老年健康水平	2025	平均预期寿命≥82.4 岁
		平均健康预期寿命提高
		老年人健康素养水平有所提高
		65—74 岁老年人失能发生率有所下降
	2030	平均预期寿命≥83.4 岁
		老年人健康核心信息知晓率不断提高
		65—74 岁老年人失能发生率持续下降
		65 岁及以上人群老年性痴呆患病率增速减缓

（续表）

分类	时间	指标内容
老年健康服务	2025	65岁及以上老年人社区规范化健康管理服务率达到65%以上
		65岁及以上老年人中医药健康管理率达到75%以上
	2030	老年人健康管理率保持在70%的水平
老年健康设施	2025	社区卫生服务中心老年健康服务规范化建设达标率不低于80%
		二级及以上综合性医院设立老年医学科的比例达到60%以上
		三级中医医院设置康复医学科的比例达到85%以上
		医疗卫生机构创建成为老年友善医疗机构的比例达到85%以上
		基层医疗卫生机构护理床位比例≥30%
		每个区至少设立1所安宁疗护中心
		全市提供安宁疗护服务的床位不少于1800张
	2030	二级以上综合医院设老年医学科比例达到90%
		三级中医医院设置康复科比例达到90%
		老年友善医院建设率达到90%
	2035	每千常住人口配置0.5张康复护理床位

可将这些指标分为健康水平、健康服务、健康设施几个大的方面。老年健康水平类指标包括平均预期寿命、平均健康预期寿命、老年人失能发生率、老年性痴呆患病率、老年人健康素养水平等。在平均预期寿命不断提高、人口老龄化快速发展的社会背景下，人们不仅关注生命长度，更关注生命生活质量的提升，推进健康和功能的维护和促进。《“十四五”时期健康北京建设规划》首次提出了平均健康预期寿命这一指标，虽然还未明确具体数值且还只是预期性指标，但无疑代表了今后工作发展的方向。

老年健康服务类指标聚焦在老年人预防保健上，主要包括老年人社区规范化健康管理服务率、中医药健康管理率等。医养结合服务也已纳入基本公共卫生项目，包括为居家老年人提供医养结合服务，为失能老年人提供健康评估和健康服务，这意味着基层在老年人健康服务方面的工作量和工作要求都在不断提高。

老年健康设施类指标涵盖两个方面：（1）老年医疗卫生机构方面的指标，包括安宁疗护中心及床位建设指标；一定等级医院老年医学科、康复医学科的设置比例。（2）对现有医疗机构进行适老化提质升级，包括老年友善医疗机构建设率；社区卫生服务中心老年健康服务规范化建设达标率；基层医疗卫生机构护理床位比例。老年健康服务的可及性和专业性首先离不开基础设施和场所的支撑，这是当前资源薄弱领域，自然也成为政策关注所在。可以预见“十四五”期间，北京市老年健康服务设施将迎来增量扩张和存量挖潜的双向快速增长时期。

三、老年健康服务发展现状

主动适应人口老龄化发展形势，北京市加快推进老年健康服务体系建设，积极推动老年健康服务高质量发展，老年健康服务供给能力正在稳步拓展。

一是搭建形成“1+17+N”的老年健康工作机制。“1+17”即市区两级均建立了老年健康和医养结合服务指导中心，市区两级统筹协调、分类指导医疗机构开展老年健康、医养结合等工作，N即依托社区卫生服务机构、各类医疗卫生机构、养老机构，建设包含医养结合机构、康复中心、老年护理中心、安宁疗护中心等多种老年人健康服务机构，围绕老年人健康需求，提供多层次、多样化老年健康服务。

二是加快老年医疗卫生机构建设。目前，北京市有 240 家医疗机构设置老年医学科，248 家医疗机构设置康复医学科，95 家医疗机构建立安宁疗护病区，正常运营的护理院 8 家，护理站 25 家。[①] 大力增加老年康复、医疗护理与长期照护资源[②]，从 2016 年开始，全市分 4 批推动 19 家公立医疗机构向康复机构转型。截至 2022 年底，全市康复服务床位共计 1.03 万张，每千人口康复床位达 0.47 张。北京在全国 15 个老年医疗护理服务试点省份中率先推动社区卫生服务中心转型。2022 年起，包括社区卫生服务中心在内的 21 家医疗机构转型建设老年护理中心，每家护理中心床位不少于 20 张。将安宁疗护中心和床位建设列入北京市重要民生实事项目，积极推动医疗机构转型为安宁疗护中心。预计到 2023 年底，全市将再增加至少 4 家安宁疗护中心，提供安宁疗护服务的床位将不低于 850 张。2023 年，北京市全区域纳入国家安宁疗护第三批试点，将逐步建立覆盖全域、城乡兼顾的安宁疗护服务体系。

三是增强基层老年健康服务能力。北京市持续开展“社区老年健康服务规范化”建设，推动优质老年健康服务下沉至社区家庭。目前共有 324 家机构达到社区老年健康服务规范化建设标准，建设达标率超过 96%。[③] 在全市城乡社区开展老年口

---

① 北京市老龄工作委员会办公室，北京市老龄协会，北京师范大学中国公益研究院. 北京市老龄事业发展报告（2022）［R/OL］.［2023-12.24］. https：//wjw.beijing.gov.cn/wjwh/ztzl/lnr/lljkzc/lllnfzbg/202310/P020231023507927451629.pdf.

② 北京市卫生健康委员会. 北京今年底将再添至少 4 家安宁疗护中心［A/OL］.（2023-10-23）. https：//wjw.beijing.gov.cn/xwzx_20031/mtjj/202310/t20231023_3284328.html.

③ 北京市老龄工作委员会办公室，北京市老龄协会，北京师范大学中国公益研究院. 北京市老龄事业发展报告（2022）［R/OL］.［2023-12.24］. https：//wjw.beijing.gov.cn/wjwh/ztzl/lnr/lljkzc/lllnfzbg/202310/P020231023507927451629.pdf.

腔健康、心理健康以及老年人失能失智管理等项目，着力提升老年人身体功能和生活质量。

四是开展老年友善医疗机构建设。围绕老年友善文化、老年友善管理、老年友善服务和老年友善环境四个维度，北京市老年友善医疗机构建设步入标准化新阶段，发布地方标准《老年友善医疗机构评定技术规范》（DB11/T 1964—2022）。

五是深入推进医养结合。截至2022年底，北京市医养结合机构总数为215家，其中，两证齐全的197家，提供嵌入式医疗卫生服务的养老机构18家，医养结合床位数5.9万张。① 启动医养结合远程协同服务，首批将北京市100家和河北环京县市10家医养结合机构纳入远程协同范围。全市所有各类养老机构、医养结合机构与社区卫生服务中心（站）等基层医疗卫生机构建立“一对一”对接机制。

四、老年健康服务典型案例

在老年健康服务体系建设过程中，北京市结合自身资源特征，针对老年人多样化、多层次的健康服务需求，积极探索老年健康服务新模式，着力增强老年健康服务资源配置能力，加大老年健康优质服务供给。

（一）老年医疗服务新模式②

作为国家老年疾病临床医学研究中心和北京市老年保健及

① 北京市老龄工作委员会办公室．北京市老龄工作委员会关于印发《北京市“十四五”时期老龄事业发展规划》的通知［A/OL］．（2021-11-10）［2023-10.14］．https：//www.beijing.gov.cn/zhengce/zhengcefagui/202111/t20211126_2545746.html.

② 北京市卫生健康委员会．“办实事 解民忧 提质增效护健康”系列之一：深入推动老年健康服务体系建设［EB/OL］．（2023-10-20）．https：//wjw.beijing.gov.cn/xwzx_20031/xwfb/202310/t20231023_3284308.html.

疾病防治中心，首都医科大学宣武医院在医疗、科研、预防和人才培养等领域打出组合拳，织密老年疾病防治网络，筑牢老年人群健康防线。

一是提升老年疾病诊治水平。在外科治疗领域，医院聚焦高龄患者手术治疗难点，开发高龄患者围手术期“综合评估与决策辅助”系统，形成“多学科全程管理”模式。率先开展高龄患者术后快速康复行动，建立远期随访大数据库。

在内科治疗领域，聚焦老年人“多病共存、多重用药”的就医痛点，医院开设老年多学科联合门诊，提供“一站式”诊疗服务。为减轻老年人认知功能下降、营养不良、失眠、焦虑、疼痛、衰弱等老年综合征困扰，率先建立老年综合征临床管理路径，探索老年健康管理新模式。

二是加大优质老年护理供给。聚焦老年人对专业护理服务的迫切需求，医院开设了认知训练、居家康复等 9 个老年特色护理门诊，为老年人制定个性化护理方案。创新“互联网+护理”服务模式，利用“掌上宣武医院”平台，为老年患者提供线上护理指导，消除了出院后护理指导“断档”问题；与基层医院牵手，建立 7 个专科护理门诊，打造同品质护理，让老年人在家门口就享受到大医院的优质护理服务。

三是积极推动老年医学科技创新。搭建脑机接口、基因组学、细胞治疗等 5 个研究平台，建设 6 个老年病研究型病房，在全国范围内建立 16 项研究队列，研发出老年疾病早期预警、精准治疗和全程管理的系列新技术和新产品。

(二) 社区嵌入式老年护理[①]

高碑店社区卫生服务中心转型为北京市首批老年护理中心，现有病房14间、床位26张，重点为失能、术后老年人提供全科/普通诊疗、医疗护理、基础康复、生活照料等服务，让老年人尽快康复、回归家庭。

一是建设适老化环境。对原有住院病房进行适老化改造，让病房环境更加安全、温馨、舒适。护理单元内安装了中央监护系统和数字化病人预览呼叫系统，护士站实时监测患者生命体征，同时配备无创呼吸机、血气分析仪、体外冲击波治疗仪等医疗康复设备。

二是精准提供综合护理康复服务。护理人员对入住老年人进行日常生活能力、心理、营养状况、认知功能、管路情况等老年综合评估和健康宣教，全科医生为老人查体，完善影像、化验等辅助检查。根据病情，由中医、口腔、精神科等专科医生开展多学科会诊，出具综合治疗方案。在全科医疗、护理服务中融入针灸、按摩等中医适宜技术和现代医学康复技术，全方位满足老年患者康复护理服务需求。

三是不断提高服务专业化水平。为提升老年护理中心医护人员专业能力，中心邀请医联体核心医院——北京朝阳医院的心内科、肾内科、内分泌科、综合科专家每周到中心出诊、查房和带教；邀请北京朝阳医院护理专家团队到中心现场教学，提高护理质量；邀请北京协和医院老年科专家为患者查房会诊，

---

① 北京市卫生健康委员会."办实事 解民忧 提质增效护健康"系列之一：深入推动老年健康服务体系建设［EB/OL］.（2023-10-20）. https：//wjw.beijing.gov.cn/xwzx_20031/xwfb/202310/t20231023_3284308.html.

指导精准评估与治疗。

（三）家医陪伴下的安宁疗护①

作为北京市首家由社区卫生服务中心转型的安宁疗护中心，北京市丰台区蒲黄榆社区卫生服务中心积极探索社区居家安宁疗护模式，以社区卫生服务中心开展居家安宁疗护的标准化服务体系初步形成。

一是形成以市级指导专家为引领、中心骨干为支撑的专业安宁疗护服务团队。培养社区居家安宁疗护专业服务团队，中心团队包括全科、中医、护理、心理治疗师、康复医师、社工、志愿者等，医务社工在链接社会资源、提供精神慰藉、沟通交流等方面发挥着重要作用。

二是探索“互联网+远程+安宁疗护”区域内转诊服务。整合有效医疗资源，建立绿色转诊通道，逐渐形成安宁疗护中心、养老机构、居家“互联网+安宁疗护”服务新模式。增加可穿戴设备的使用，通过开展网上预约、在线问诊、健康咨询等方式提高安宁疗护的便捷性。

三是制定安宁疗护特色服务包，创新收费激励机制。发挥社区家医签约服务优势，根据签约患者服务需求，制定个性化安宁疗护服务包，积极探索签约服务包、互联网+护理、远程诊疗的自主收费机制。

四是加强社区安宁疗护宣传及生命观健康教育。定期制定统一宣传内容，通过身边家医 App、宣传折页、健康大讲

① 北京市老龄工作委员会办公室，北京市老龄协会，北京师范大学中国公益研究院．北京市老龄事业发展报告（2022）［R/OL］．［2023-12.24］．https：//wjw.beijing.gov.cn/wjwh/ztzl/lnr/lljkzc/lllnfzbg/202310/P020231023507927451629.pdf.

堂、中小学课堂等多种方式进行宣传，走进学校、养老机构、社区。

第三节　北京市老年健康服务发展面临的挑战

一、医疗卫生资源存在结构性失衡

实有床位、卫生人员是医疗卫生资源配置的基本要素，其总量和分布很大程度上反映了医疗卫生资源的配置情况。[①]从趋势上看，北京市医疗机构数量、床位数量和医院卫生技术人员的数量都在持续增长。预计到2025年末，每千常住人口医疗卫生机构床位数达到6.5张左右，每千常住人口执业（助理）医师数达到5.6人左右，每千常住人口注册护士数达到6.3人左右。[②]北京拥有上百家三级医院和众多国家医学中心。总体来看，北京市优质医疗资源以及医护资源全国领先，人均三甲医院数量以及医护人员数量明显高于其他省份。与加速发展的老龄化、高龄化形势相比，目前北京市以急性医疗为主的专科化资源配置格局将难以满足未来长寿社会健康服务需求格局的转变。

一是基层医疗卫生机构资源配置仍需强化。近年来，北京市分级诊疗成效初显，基层医疗资源发展迅速。北京基层

---

① 许磊．"十三五"时期北京医疗资源配置公平性研究［J］．中国医药导报，2021（29）：193-196.

② 北京市人民政府．北京市人民政府关于印发《"十四五"时期健康北京建设规划》的通知［EB/OL］．（2021-12-29）．https：//www.beijing.gov.cn/zhengce/zhengcefagui/202112/t20211229_2575955.html.

医疗卫生机构治疗服务的主要人群是60岁以上的老年患者，其费用占比由2014年的48.92%增至2020年的64.31%；基层预防服务费用的占比由12.51%波动增长至22.27%，基层预防服务资源主要由中医药健康管理、免疫规划、健康教育、老年人健康管理、慢性病管理等预防服务项目消耗。[①] 不同于医院的以治疗为重心，基层医疗卫生机构更多地承担了公共卫生、健康管理、老年康养等职能。[②] 与同为超大城市的上海相比，2021年，北京市基层医疗卫生机构卫技人员占全市卫技人员的比例为23.1%，执业（助理）医师占比为28.6%，注册护士占比为18.6%，均低于上海的基层医疗卫生资源配置水平（分别为26.2%、33.1%和23.5%）。从床位分布来看，2021年北京市基层医疗卫生机构床位占比为4%，床位使用率也较低（25.5%）。上海基层医疗卫生机构床位占比为9.2%，床位使用率为72.7%。除此之外，上海市全年共建家庭病床6.37万张。[③] 比较来看，北京市仍需进一步推进医疗卫生资源配置重心向下，加大基层医疗卫生机构资源配置力度，提升老年延续性医疗服务特色和能力。

二是老年医疗卫生资源发展不足。现有医疗服务结构和学科发展不平衡，老年、康复、长期护理等学科发展和资源配置相对不足。北京市医疗卫生设施发展的中长期规划要求加强康复、长期护理、安宁疗护机构建设，目前康复机构转型建设和

① 肖珊珊，满晓玮，蒋艳．基于卫生费用视角的北京市基层医疗卫生资金的筹集与消耗状况研究［J］．中国全科医学，2024，27（25）：3115-3120.

② 庞瑞芝，李帅娜．我国医疗资源配置结构性失衡与“看病贵”——基于分级诊疗体系的视角［J］．当代经济科学，2022（3）：97-110.

③ 北京数据根据《2021年北京市卫生工作统计资料简编》相关数据计算得到；上海数据根据《上海统计年鉴2022》相关数据计算得到。

床位增长数量已经达到较高水平。从缺口来看，无疑是提供老年护理、安宁疗护服务的设施资源成为体系建设的短板。老年医疗卫生资源发展不足的另一个表现就是区域发展的不均衡。北京核心区、中心城区、城乡接合部和农村地区卫生健康资源分布及供给能力的区域差异较大，这也会对老年健康服务的均衡发展产生不利影响，还需通过规范化建设、示范引领、加大投入等多种手段推动整体水平提升。

上海比北京早十年进入老龄化社会，老年医疗服务发展得更早。目前上海市的老年护理机构数量、床位数量以及床位使用率均远远高于北京市。从未来发展趋势来看，北京市还需在医院体系内逐步调整资源配置格局，增强急性后期和延续性医疗资源，减少老年人特别是高龄老年人患者术后转不出或短期内再住院情形，降低急性病床的利用率和占比，提高老年就医体验感。

二、老年健康服务链尚未有效形成

近年来，北京市大力推动医疗健康服务供给侧结构性改革，老年健康服务供给能力持续提升，在实现“从有到优”的过程中，还存在发展不平衡、不充分的问题，机构、社区、居家老年健康和医养结合服务衔接机制有待完善。

预防、诊疗、康复、护理的服务链条仍不健全，老年健康和医养结合服务供给还需进一步加强。老年健康与医养结合服务已纳入全市基本公共卫生服务范畴，重点为失能老年人提供健康评估和健康服务，为居家老年人提供医养结合服务，但此类工作任务在基层普遍面临资源紧缺、人手紧张、激励机制不健全等突出问题。在疾病诊治方面，北京市在老年医学科建设及老年友善医疗机构建设等方面在全国都处于领先位置，但是医疗卫生服务体系适老性的提升，特别是老年医学学科发展和人才的培养并非一蹴而就。就全市来说，老年综合评估、老年综合征管理和多学科诊疗仍处于初步发展阶段。由于老年医学科接待能力有限，专科又对应不上，大医院急诊科往往出现老年人积压现象。

长期护理和医养结合服务发展仍存在不足，面临优质服务如何可持续扩大、供需如何更精准对接等多方面的问题。从石景山长期护理保险试点情况来看[①]，82.43%的老年人选择接受居家护理服务，而目前居家上门服务，特别是医疗护理服务费用高且存在短缺。试点护理服务机构提供喂饭、洗澡、做饭等日常生活照料服务，胃管护理、伤口压疮护理、心理疏导等医疗护理服务提供不足，服务项目与重度失能人群的迫切需求不匹配。北京市第七次全国人口普查数据显示，北京市老年人中高龄老年人口所占比例为14.7%，“不健康，生活不能自理”的比例为2.85%。按此估算，目前北京市高龄老年人口为70万人左右，失能老年人为14万人左右。随着人口老龄化的加速发展，高龄老年人口以及失能老年人的规模也会快速增长，这部分人群对长期护理和医养结合服务需求将进一步凸显。

随着疾病谱的演变，人类疾病主体演变为以老年人群为主的慢性退行性疾病，致病因素也由原来的病原体、真菌、病毒

---

① 北京市人民代表大会常务委员会．北京市人民代表大会社会建设委员会对市人民政府关于加快全市长期护理保险制度试点工作情况报告的意见和建议［EB/OL］.（2021-01-13）. http://www.bjrd.gov.cn/zyfb/syyj/202101/t20210116_2221202.html.

等微观微生物，演变为如今的饮食、环境、行为等宏观多因素相互作用的结果。[①] 特别是对老年人而言，不仅是治疗，更是生活功能和质量的维持，这使得过度专科化的医疗、碎片化的服务不能适应老龄社会健康服务需求的结构性变化。当然，医疗服务体系的适老性转型，老年健康服务体系的建设是一项需要全社会共同努力的长期工作。

三、老年健康服务支持政策还不完善

老年健康服务体系的可持续发展有赖于一系列规划、土地、住房、财政、社保、人才等方面的改革联动和政策协同，因此这也必然是一个长期而复杂的过程，以逐步建立与老龄社会相适应的健康保障制度。从目前政策来看，北京市老年健康服务政策的目标方向和工作任务已经比较明确，但在可操作的配套政策方面还存在欠缺，特别是财政如何支持、医保如何参与、服务队伍如何壮大、市场活力如何激活等可操作性强的内容。

从北京市医疗卫生健康资源配置基本要求来说，一方面是严格控增量疏存量，分级分类分区统筹规划全市医疗卫生资源配置；另一方面则是优化调整医疗卫生体系结构，补齐资源短板，因此，在如何增强老年健康服务设施资源方面，北京将推动存量医疗设施转型建设、整合优化的思路摆在了突出位置。依托现有医疗卫生机构，特别是二级及以下医疗机构在全市范围内推进老年护理中心和安宁疗护中心建设。这是基于北京实

① Harper K., Armelagos G. The changing disease-scape in the third epidemiological transition [J]. International journal of environmental research and public health, 2010 (2): 675-697.

际情况，加快补齐设施短板和弱项，持续改善老年健康服务可及性的重要举措。因此需要高度关注的不仅是让这些延续性机构能建起来，还要用起来、活下来，激活医疗机构开展长期护理和安宁疗护服务的积极性及参与度。

当前，这些机构可持续发展仍然面临多方面的挑战。如老年护理中心在功能定位上是面向衰弱、失能（失智）、术后老年人的护理机构，但在机构管理、医保报销和支付方式上仍然按照普通医院要求执行，这就产生了很多结构性的矛盾。如患者住院时长一般限制在 3 个月以内，因住院周期过短，老年人阶段性护理需求不能得到充分满足，也给机构运营管理增加了困难。此外，由于老年综合评估、护理、康复、健康指导等方面的一些服务项目尚未列入医保报销目录或者定价很低，安宁疗护服务过程中还涉及较多非医疗服务内容，这些服务缺乏医保支持和医养结合政策等方面的支持，在收费上又没有法定或明确的依据，不可避免地对机构可持续运营产生直接影响。这也将对医疗卫生资源的优化配置产生不利的影响。一方面，大医院大量术后老年人，特别是高龄老年人“压床”现象更为凸显；另一方面，由于政策支持差异性不足和转介衔接机制的不完善，又可能造成老年护理机构资源总量不足与资源使用效率不高并存。

总体来看，当前在老年疾病综合评估、老年护理、安宁疗护、居家医疗服务和医养结合的发展上还存在落地难、运营难、发展慢等问题，关键在于价格和支付体系还很不健全，供需互促的良性循环尚未充分形成。

四、老年健康服务统筹机制尚不健全

健康维护的手段既有医学手段，也有非医学手段，因此老年健康服务在服务内容上具有综合性和连续性。综合性一方面是指服务涵盖健康教育、预防保健、疾病诊治、康复护理、长期照护、安宁疗护六个领域；另一方面是指在服务团队、学科专业组成上具有综合性和交叉性，强调基于综合评估的多学科健康服务，不仅局限于医学服务，也包括社会服务和心理服务。老年健康服务的发展过程自然也就涉及多个主体的参与以及多个领域的资源整合。老年健康服务的连续性是指不同服务之间是衔接的，不同机构之间是联通的，也即通过合纵连横，建立整合型老年健康服务体系。同时连续性也指老年人与基层医疗卫生机构或医养结合机构形成相对长期稳定的医患关系以及由此衍生的相互信任合作关系。老年健康服务的内在特点对工作和资源统筹机制的建立提出了更高的要求。

老年健康服务具体工作中还存在碎片化现象。如健康素养方面的调查，有居民健康素养调查、老年人健康素养调查、心理健康素养调查等，各自独立开展，缺乏有效整合。老年健康工作和街道社区工作的统筹力度还不够。老年人健康教育、健康管理、医养结合等服务涉及大量老年人组织宣传、情况摸查工作，这些工作如果都依靠基层有限的医务人员去执行，无疑将独木难支，影响工作成效。如老年心理关爱项目，如果不与社区紧密配合、不与社会心理服务工作者深度联动，将很难动态掌握重点风险人群情况，有针对性地进行评估，达到项目预期效果。可见，只有将基层医疗卫生机构的专业和技术优势与“块块”的统筹和属地优势有机结合起来，才能达到资源利用效率最高、服务覆盖面最广的程度。

部门间的政策协同和资源整合亟待加强。老年健康服务体系与养老服务体系建设，主责部门不一样，但是二者之间关联性很强，养老的最大资源投入往往就是医疗，而医疗也需要方便就近，能够覆盖到居家生活形态。对于失能失智老年人，特别是重度失能老年人来说，需要的是整合式的医养结合服务。近年来北京市持续推进就近精准养老服务体系和综合连续的老年健康服务体系建设，深化医养结合工作。然而目前，医养康养结合的体制机制瓶颈依然存在，政策对接仍然不够，资源投向存在条块分割现象。如不同部门对失能老年人的评估和服务仍然各自为阵，信息共享和结果互认不足，养老家庭照护床位、家庭病床、家医签约等不同服务间还缺乏制度性衔接合作机制。

老年健康信息整合机制还不畅通。一方面，目前全市老年人口健康信息管理系统尚不完善，医疗卫生机构之间、医疗卫生机构和养老服务机构之间、养老服务机构和街道社区之间老年人健康养老信息共享、互联互通都存在不足，影响供需精准化匹配和工作效率的提升；另一方面，全市“1+17+N”老年健康和医养结合工作机制尚缺乏信息平台的有效支撑，难以在区域层面实现远程指导、资源调动和整合的作用。

第四节　推进北京市老年健康服务发展的建议

一、加大健康老龄化理念宣传

广泛宣传积极老龄观、健康老龄化理念，改变全社会对老年人和老龄化的消极态度，凝聚社会共识，建设活力首都、健康北京。以积极老龄观、健康老龄化理念为引领，在行政机制层面建立多部门协同机制，保障老年卫生健康事业投入与首都社会经济发展水平和人口老龄化形势相适应。在社会层面则要采取适当的措施，加强与基层治理融合，强化社会动员，在全市扩大老年人健康自我管理小组网络和覆盖面。充分发挥个体自身在健康维护中的作用，提升居民主动健康意识和能力，探索具有北京特色的主动健康实践路径。

积极老龄观之下的健康老龄化并不意味着终身无病，而是尽可能地来发展和维持老年人的身体功能，让老年人能够做自己想做的事，去自己想去的地方。这也就要求全社会不断探索适合的干预路径，实施以功能维护为导向的积极健康服务。对于内在能力良好者，重在尽可能长久地维持这种状态，尽早发现并控制危险因素，预防失能。对于内在能力衰退者，重点则是从预防或治疗疾病转向跨领域的团队合作，联结好急性与亚急性服务。对于已经严重失能的人，政策响应的重点则是提供医养结合型长期照护，保障他们的尊严和生活质量。

采取多种方式，加大老年健康服务政策解读力度，及时回应社会关切，合理引导群众预期，营造全社会关心、支持、参与老年健康服务体系建设的良好社会氛围。理解是接受的前提，要充分发挥街道、社区宣传阵地的作用，充分利用各类宣传媒介，加大老年健康教育、健康管理、家庭医生签约、安宁疗护等服务的宣传引导力度，加强特色服务项目和典型案例的宣传。

二、优化老年健康服务资源配置

以积极老龄观、健康老龄化理念为引领，调整和优化发展指标，以此为指挥棒，调整和优化资源配置，全面推进老年健康服务综合连续、公平可及。北京市平均期望寿命自 2005 年首次突破 80 岁以来，该指标一直处于全国各省市前列，远超同期全国平均水平，但增长业已趋缓，用于反映首都地区人群健康状况变化的敏感性已降低。[①] 作为人群健康综合测量的代表性指标，健康预期寿命已经纳入《“十四五”时期健康北京建设规划》，应尽快开展健康预期寿命指标的监测工作，将其与居民预期寿命并列作为评价居民健康状况的重要指标。在此基础上，可进一步计算“健康预期寿命指数”，也即预期寿命中健康预期寿命所占比例。研究指出，健康预期寿命的长度和比重均是考察健康老龄化的重要维度，但仅仅依靠单一指标无法全面反映人口的健康老龄化水平。[②] 随着人口老龄化的深入发展，北京市可将健康预期寿命和健康预期寿命指数作为突破性指标，推动资源配置从“以疾病诊治为中心”转向“以人民健康为中心”，全人群、全方位、全生命周期保障人民健康。

---

① 胡广宇，谢学勤，邓小虹．北京市居民健康期望寿命测算研究［J］．中国卫生政策研究，2013（9）：62-69.

② 陈友华，孙永健．放大与缩小：中国人口老龄问题中被掩盖的事实——兼论中国老龄研究中的指标改良与理论反思［J］．人口研究，2023（1）：3-22.

积极老龄观之下的健康老龄化意味着老年人不是健康的被动客体，而是健康的主动参与主体。增龄过程中个体健康状态的差异形成，生活方式是重要的直接因素，但是面对既定的结构性条件，人们的健康观念和健康行为既受到结构束缚，也有相当的能动选择空间。因此在今后老年健康服务体系建设中，可考虑将老年人健康管理活动参与率等指标纳入发展指标，通过预防为主、共建共享，从根本上缓解不断增长的健康需求和健康卫生资源有限这一矛盾。同时应从“健康”这一更高层次的理念和思维来部署我们的健康服务资源。虽然北京市医疗服务人力资源队伍不断扩大，人均医护人员配置水平居于全国前列，但医疗服务人力资源仍然是稀缺的。仅依靠有限的医疗卫生人力资源去做全民健康管理，很难实现，也是做不好的。可在基层卫生机构、医养结合机构、养老机构配置医务社工，充实基层健康服务人力资源，为老年人提供普及化的健康教育和健康管理服务，将健康维护融进日常生活，变成日常可行的身心健康促进服务，推动健康管理重心从针对个体向针对个体、家庭与社区转变，从疾病管理走向生活方式管理。

对标综合连续、就近就便要求，不断完善老年健康服务设施建设。一方面是聚焦关键问题，补齐重点设施短板。面临不断加快的老龄化、高龄化发展形势，北京市老年健康服务设施短板主要是护理机构、安宁疗护机构总量不足和分布不均衡。因此应持续推动和支持医疗卫生机构转型，建设老年护理机构和安宁疗护机构，支持医疗卫生机构开展医养结合服务。目前北京市建成养老床位11.2万张，建成养老家庭照护床位 9 千余张[1]，这些设施资源规模是很大的，应加大政策创新和激励，做实做细医养“握手”机制，提升机构养老床位以及养老家庭照护床位的护理和医养结合功能。另一方面则是倡导土地功能混合利用，建设老年人身边的“康养联合体”。比如，可以在居民区、超市、商场、写字楼、社区服务中心、“家园”组团配置和嵌入养老、健康服务设施及机构，织密老年健康服务设施及机构网络，实现就近就便，综合连续，真正做到居家社区机构相协调，医养康养相结合。

三、完善老年健康服务政策支持

随着北京市人口老龄化程度进一步加深，慢性病综合诊治、急诊急救、康复和长期护理等服务需求都会不断激增，老年健康需要快速增长与健康服务供给不足之间的矛盾，老年健康需要多样性与健康服务模式滞后性之间的矛盾，将进一步凸显。面对这些矛盾，需要持续优化老年健康服务发展环境，着力补齐和强化政策配套，适应社会形态和健康需要的结构性转变，推动建立与人口老龄化形势相适应的老年健康保障制度。

首先，建立医养资源投放和服务衔接机制。统一公共政策服务补贴的尺度，在民政、卫生健康、医保等部门建立评估数据共享和结果互认机制，统筹使用好医保基金、医疗卫生资金和养老服务补助资金。依托已有机制，加强区级政府尤其是街道乡镇一级政府的统筹能力，改变医养资源投放的条块分割现

---

① 北京市老龄工作委员会办公室，北京市老龄协会，北京师范大学中国公益研究院．北京市老龄事业发展报告（2022）［R/OL］．［2023-12.24］．https：//wjw. beijing. gov. cn/wjwh/ztzl/lnr/lljkzc/lllnfzbg/202310/P020231023507927451629. pdf.

象，强化长期照护保障能力。

其次，强化多方面的政策支持，推进老年医疗服务机构和床位的有序增长和可持续运营。不断推进有利于老年综合评估和诊疗、老年护理、安宁疗护、居家医疗和家庭病床等新的服务项目和服务形式发展的支付及价格管理等方面的配套政策。一方面，要针对老年护理、康复、安宁疗护等具体项目的特点以及住院时长等特点实施差异化医保政策，加大医养扶持政策力度。2021年上海市老年护理院平均住院日为180.48天。[①] 参照上海的情况，以6个月作为老年护理中心的住院计算周期是比较合适的。另一方面，营造良好的政策环境，鼓励各类医疗机构和社会力量开展老年医疗护理、安宁疗护和居家医养结合服务。从需求发展趋势上看，随着老龄社会的深度发展，老年人对居家医养服务以及老年护理机构需求将是最强烈的。从供方来看，目前北京市在医院体系内部仍然呈现医疗卫生资源向高等级医院倾斜的态势，优质资源密集。不少医疗机构，特别是就数量众多的一级医院和基层医疗卫生机构而言，都具备转型升级、差异化生存和发展的内在需求，关键在于鼓励基层创新，释放市场主体活力，真正形成医养整合照护的多样化生态，全面增强服务的效率、效益和效能。这就要求发挥政策协同作用，在全市建立健全“市区上下联动、部门密切配合、社会广泛参与”的协作机制，积极推动相关单位参与老年健康服务调研与问题解决，定期沟通协商，共同研究解决健康老龄化推进过程中遇到的困难和问题。

---

① 上海市统计局，国家统计局，上海调查总队．上海统计年鉴2022［M］．北京：中国统计出版社，2022.

最后，重视老年健康服务人才队伍培养。实施老年医学、康复、护理、安宁疗护领军人才支持项目，加快高层次、创新型、复合型老年健康和医养结合人才培养，起到引领带头作用。加强内科、全科专业住院医师的老年医学知识与技能培训，并将之逐步纳入所有医护人员的岗后医学继续教育。如果所有医生都能具备一定的老年医学知识，无疑能有效减少现代医学精细分科带来的“见病不见人”的弊端，避免不必要的过度医疗及其副作用，让更多的老年人受益。老龄社会背景下基层“健康守门人”重要性将进一步凸显，因此要注重开展覆盖基层医疗卫生机构、医养结合机构、养老服务机构的老年健康服务能力专项培训，并着力完善基层服务人员激励评价机制。此外，还要多措并举扩大队伍力量，从关注人患的“病”转向关注患病的“人”，充分发挥医务社工、健康管理师、心理咨询师、康复师、营养师等在老年健康服务中的作用。着力提高老年人家庭成员的健康照护能力，扩大对失能、残疾等老年人家庭成员的照护培训和中医健康养老培训。

四、强化老年健康服务整体性治理

由于老年期健康问题的综合性和特殊性，也就要求老龄健康治理结构更加灵活，边界更具渗透性，不同主体间有更多协作联系，形成促使行政、市场和社群治理互补的嵌入性格局。因此，对老年健康服务来说，要推动综合连续而非碎片割裂化的服务落到实处，就要大力鼓励在健康治理机制上进行创新，加强卫生保健和社会服务的连接和整合。台湾学者彭锦鹏比较了传统官僚制、新公共管理和整体性治理三种公共行政典范，发现传统官僚制的核心关怀是依法行政，新公共管理更关注运作标准和绩效指标，而整体性治理的核心关怀在于解决人民生活问题。[①] 可见，整体性治理这一理论视角适合于分析老年健康服务这一社会议题。综合整体性治理的思想框架和理论要义，可以看到整体性治理在目标上强调公民需求导向，治理机制主要是协调、整合，治理手段上突出信息技术。[②]

首先，立足整体性治理视角，需要在宏观层次上建立老年健康服务的整合协调机制，着力打破部门壁垒、条块藩篱，形成顺畅的跨部门、跨层级、跨区域运行体系。因此在治理效能提升上，还需不断完善市、区、街道乡镇三级老年健康和医养结合服务的协同机制。第一，发挥市级养老服务指导中心业务指导作用，促进各区老年健康和医养结合服务指导中心均衡发展及作用提升，加强与区级养老服务指导中心的联系和协作，在区级层面进一步强化对行政辖区内医养结合资源的统筹、整合，推进区域老年健康服务快速发展；第二，要加强老年健康服务和医养结合工作在街道社区层面的资源整合和协同，强化党建统领，统筹聚合政府、社会、市场、家庭等各方资源力量。一方面要积极推动基层医疗卫生机构夯实基层工作支撑，将老年健康服务融入居民生活和社区治理。石景山区创建的“两级三方”社区共建机制值得关注，也即社区卫生服务中心建立起街道办事处、卫生服务站与居委会的两级联席会议机制。另一方面，充分发挥街道乡镇养老服务联合体机制作用，加强与街道乡镇区域养老服务中心的对接，根据老年人不同的健康和家

---

① 彭锦鹏．全观型治理：理论与制度化［J］．政治科学论丛，2005（23）：61-100.

② 陈丽君，童雪明．整体性治理视阈中的“最多跑一次”改革：成效、挑战及对策［J］．治理研究，2018（3）：29-38.

庭状况，统筹推进养老家庭照护床位、家庭病床和家庭签约服务联动发展，探索建立辖区机构养老床位、社区老年护理中心床位、医院床位之间的服务转介机制。

其次，强化微观层次上的协调和整合，建构健康与长期照护体系内部以及彼此间的联结、结合与合作，发展整合性服务。整合照护是指可以满足多重面向问题个案的照护需求，这种整合可能是同组织内的各种服务，也可能是不同组织之间的整合。从资源和服务整合的角度来看，一方面需要深入推动健康联合体发展，强化预防、治疗、护理、康复有机衔接，提供一体化、连续性服务，实现医疗、康复、护理、养老服务资源的高效协同；另一方面则是建立完善急性医疗和延续性健康服务体系的衔接机制。鼓励医院为老年病患者制定出院准备计划，畅通老年病患者向下转介渠道，保障老年人平稳回归社区生活。长远来看，需要在服务输送与财务支付制度两方面同时进行改革，才能保证整合照护模式行之有效、行之长远。研究指出，对照护提供者而言，缺乏整合的财务诱因，很难持续推行下去，相反仅在支付制度上做整合，而在服务输送制度中并没有做完整的协调或整合规划，同样无法达到整合照护的成效。[①]

最后，积极推动老年健康数字化发展。老年健康服务体系的有效运转离不开一体化的信息化支撑，须着力加速卫生健康新基建，汇聚公共卫生、电子病历、电子健康档案等个人健康数据，形成"个人健康画像"，实现老年健康信息共享共联。在全市搭建"1+17+N"的老年健康服务和医养结合信息平台，

① 张文琼，吴淑琼．整合健康与长照服务：国际经验与政策启示［J］．社区发展季刊，2014（1）：98-110.

连接区域内医疗机构、医养结合机构、养老机构、属地老年人基础信息台账等多方面的信息，建立老年人健康养老信息共享平台，推动供需精准化匹配。疫情防控常态化背景下，智慧技术对普及在线家医服务、慢病随访、血压监测、远程照护和远程安全监控方面的作用将持续凸显。一方面要全面推进面向社区卫生服务机构、医养结合机构、养老机构的远程健康服务全覆盖，提升优质健康服务的可及性；另一方面要通过科技赋能，提升基层医疗卫生机构服务效率，破解庞大的老年健康服务需求与基层有限的服务人力之间的刚性难题。如北京市丰台区马家堡社区卫生服务中心通过“健康大脑”智能监测服务平台，动态监测辖区4万余名签约居民的健康数据，实现自动预警异常信息。但整体来说，基层信息化进程并不均衡，应该进一步对全市的优秀经验和做法加以总结推广，并予以专项支持。

第 4 章

北京市死亡教育及安宁疗护发展

陆杰华　程子航*

* 陆杰华，北京大学社会学系教授、北京大学应对老龄化国家战略研究中心主任；程子航，北京大学社会学系硕士研究生。

近年来，随着经济快速发展与社会文明进步，尤其是新冠疫情以来，社会公众对于死亡教育和安宁疗护的关注程度不断提高。自 1987 年北京松堂关怀医院创立，到 2016 年海淀区被确定为首批国家安宁疗护试点市（区），再到 2023 年北京全域纳入国家安宁疗护试点，北京市安宁疗护事业经历了较长时间的探索与发展。与此同时，北京市的各级院校、社会组织、医疗机构等也在积极探索面向不同对象开展死亡教育与生命教育的可行路径。上述探索实践为新时期北京市死亡教育与安宁疗护的进一步发展积累了宝贵的经验。当前，北京市老龄化程度持续加深，老年人口的高龄化特征显著，公众对于高质量死亡教育与安宁疗护的关注程度与需求日益增加，这为北京市死亡教育与安宁疗护发展提出了新挑战。

在上述背景之下，本章将围绕北京市死亡教育与安宁疗护的发展展开讨论。具体而言，本章将介绍死亡教育与安宁疗护的概念内涵，探讨北京市死亡教育与安宁疗护的发展现状与面临的主要挑战，并提出相应的对策与建议，以期为相关领域的专业人士、学者和社会公众提供有益的参考，推动北京市死亡教育与安宁疗护事业迈向新的阶段。

第一节　问题的提出

一、死亡教育与安宁疗护的概念内涵

“死亡教育”（Death Education）又称“生死教育”或“生命教育”，是一种旨在传递有关死亡的知识，培养和提高应对处理死亡事件的能力，以帮助个体树立科学正确的生死价值观的特殊教育活动。[①]“死亡教育”通过适当的方式和方法，揭示死亡的意义，引导个体形成正确的有关“生老病死”的观念，进一步提升个体对生命意义的理解，让公众逐步了解、认识和接受死亡，使其认识到死亡是一种自然现象，以消解其对死亡的恐惧感，并通过认识死亡来领悟个人有限生命的可贵，使其能够更加珍视生命，并进而提升生命和死亡的品质和尊严。[②]有研究将“死亡教育”视作课程与体验的结合，认为其通过讲授与死亡相关的医学、哲学、伦理学、社会学等不同学科的知识，来帮助个体正确认识人生和死亡，其直接目的是要帮助公众学会在面对死亡时寻求良好的心理支持，征服死亡带给人们的恐惧与悲伤，其更为广泛的目的则是帮助个体树立恰当的人生观和死亡观，教育人们热爱生活，珍视生命，正视死亡。[③]

---

① Doka K. J. Hannelore Wass：Death Education—An Enduring Legacy ［J］. Death Studies，2015（9）：545-548.

② 肖川，陈黎明. 生命教育：内涵与旨趣［J］. 湖南师范大学教育科学学报，2013（4）：30-36.

③ 张文静. 死亡教育：构建一种“人死观”［N］. 中国科学报，2017-03-31（004）.

“安宁疗护”（Palliative Care）又称“临终关怀”“舒缓医疗”“姑息治疗”，是指以终末期患者和家属为中心，以多学科协作模式进行实践，为疾病终末期患者或老年患者提供身体、心理、精神等方面的照料和人文关怀等服务，有效控制患者的痛苦和不适症状，提高生命质量，帮助患者舒适、安详、有尊严地离世的服务。[①][②] 安宁疗护（临终关怀）的发展历史可以追溯到20世纪中叶。在过去，医学主要关注的是治疗疾病，而对临终病人的关注相对较少。1967年，西西利·桑德斯在英国伦敦创办圣克里斯托弗疗养院，致力于关注临终患者的身体、心理、社会和灵性需求，在缓解患者的疼痛和不适的同时，提供高质量、充满同情心并以患者为中心的护理，帮助他们以有尊严、舒适和平静的方式离开人世。随后，受桑德斯的影响和推动，从20世纪70年代开始，世界范围内掀起了一场现代临终关怀运动，安宁疗护（临终关怀）的概念逐渐被传播到其他国家和地区，并得到了更多机构和专业人士的关注。20世纪80年代，在全球现代临终关怀运动的影响之下，有关临终关怀的基础概念与服务理念等内容开始被引入我国大陆。1988年，天津医学院临终关怀中心的成立正式将“Hospice”和“Palliative”译为“临终关怀”。[③] 随后，临终关怀成为大陆学

---

① 中华人民共和国国家卫生健康委员会．国家卫生计生委关于印发安宁疗护中心基本标准和管理规范（试行）的通知［EB/OL］．（2017-02-09）［2023-08-09］．http：//www.nhc.gov.cn/yzygj/s3593/201702/2f50fdc62fa84cdd9d9a09d5162a661f.shtml.

② 中华人民共和国国家卫生健康委员会．对十二届全国人大五次会议第1356号建议的答复［EB/OL］．（2017-12-21）［2023-08-09］．http：//www.nhc.gov.cn/wjw/jiany/201712/3a814f3f0ce8469d9719f246dee29e43.shtml.

③ 刘继同，袁敏．中国大陆临终关怀服务体系的历史、现状、问题与前瞻［J］．社会工作，2016（2）：34-49+123-124.

界约定俗成的概念，并在 1990 年召开的“首届东西方临终关怀国际研讨会筹备会”上被确定为国际会议的正式中文译法。2017 年，随着《安宁疗护实践指南（试行）》的颁布和安宁疗护试点工作的持续开展，以及安宁疗护 2019 年被写入《中华人民共和国基本医疗卫生与健康促进法》，“安宁疗护”被确定为规范的政策术语与法律术语。安宁疗护的服务内容主要包括临终医疗关怀、临终护理、临终心理、临终灵性和临终关怀社会工作五部分。① 安宁疗护的主要服务模式为“四全”照顾模式②，即在开展安宁疗护（临终关怀）的服务过程中关注服务对象的身、心、社、灵层面的综合性多层次需求的“全人照顾”，将患者及其家属纳入服务关怀对象的“全家照顾”，对服务对象从接受服务开始到离世整个过程给予的“全程照顾”和由包括医生、护士、社会工作者以及志愿者等在内的跨学科服务团队开展照护服务的“全队照顾”。经过多年的发展，我国的安宁疗护主要形成了包括安宁模式、施榕模式、养老院模式、传统医学模式、宁养模式和安养模式等在内的多种制度形态各异的服务模式③，这些模式根据服务地点和服务方式方法的不同，为患者提供不同类型的安宁疗护服务。

二、北京市死亡教育与安宁疗护发展的意义

首先，安宁疗护是老年健康服务体系的重要一环，发展

① 刘继同，袁敏．中国大陆临终关怀服务体系的历史、现状、问题与前瞻［J］．社会工作，2016（2）：34-49+123-124.

② 严勤，施永兴．中国临终关怀服务现状与伦理探讨［J］．生命科学，2012（11）：1295-1301.

③ 景军．大渐弥留之痛与临终关怀之本［J］．中央民族大学学报（哲学社会科学版），2021（3）：121-129.

死亡教育与安宁疗护是北京市贯彻党中央、国务院关于实施积极应对人口老龄化国家战略和健康中国战略的一项重要举措，具有重要的现实意义。当前，北京市老年人口的总量持续增加、占总人口的比重不断提升，高龄老年人口继续增长，人口老龄化程度进一步加深。《2022年北京市老龄事业发展概况》相关数据显示，截至2022年底，北京市60岁及以上人口占总人口的比例为21.3%，70—79岁人口与80岁及以上人口分别占老年人口的28.4%与16.9%[①]，老年人口的高龄化特征显著。在此背景下，北京市民对于高质量安宁疗护的需求日益增加，这对于推动安宁疗护事业的普及与高质量发展提出了新的要求与挑战。此外，家庭小型化和少子化的趋势为家庭养老带来了严峻的挑战。相关数据显示，按15—59岁劳动年龄户籍人口抚养60岁及以上户籍人口计算，北京市老年抚养系数为51.1%[②]，家庭养老负担持续加重，而发展安宁疗护事业是家庭减轻照料负担，改善老年人生命晚期的生活质量的重要途径之一。同时，推广普及死亡教育也具有重要的现实意义。在中国传统文化中，与死亡相关的议题长久以来属于禁忌或被忽视，我国公众对死亡问题通常采取回避态度，缺乏对死亡的正确认识。死亡教育宣扬“向死而生”的理念，有利于突破社会传统中“乐生讳死”的文化制约。[③] 加强对于

① 北京日报．本市常住老年人达465.1万人　2022年增幅为5年来最高［EB/OL］.（2023-06-30）［2023-08-09］．https：//www.beijing.gov.cn/gongkai/shuju/sjjd/202306/t20230630_3150637.html.

② 北京日报．本市常住老年人达465.1万人　2022年增幅为5年来最高［EB/OL］.（2023-06-30）［2023-08-09］．https：//www.beijing.gov.cn/gongkai/shuju/sjjd/202306/t20230630_3150637.html.

③ 陆杰华，代小雪．死亡教育：人生不可缺失的一课［J］．教育家，2020（9）：39-40.

社会公众的死亡教育，普及“优逝”理念，能够帮助社会公众正确、科学地认识死亡，消解对于死亡的恐惧，树立现代文明健康的死亡观，减少对于安宁疗护（临终关怀）事业的误解与排斥①，从而更好地应对临终和丧亲，为北京市安宁疗护事业的发展营造良好的舆论环境。

其次，北京市死亡教育与安宁疗护的发展对于探索我国社会文化背景之下超大城市安宁疗护事业高质量发展的实践路径与发展模式具有重要的示范意义与引领作用。北京市老年人口的基数较大，人口老龄化程度较深，作为典型的超大城市，北京市死亡教育与安宁疗护的发展实践经验可以为我国及世界其他城市的发展提供示范样本与参考借鉴，推动探索适应超大城市的特殊需求的死亡教育与安宁疗护的发展路径。此外，北京市拥有较为丰富的医疗技术资源与相关专业人才，通过推进安宁疗护临床实践和科学研究的发展，北京市的实践经验和成果可以为安宁疗护事业的持续发展和改进提供理论与实践的支持，对于推动安宁疗护领域的创新和进步具有积极的促进作用。概言之，北京市死亡教育与安宁疗护的实践与发展可以为国内外的安宁疗护事业提供借鉴与启示，有助于提升安宁疗护领域的创新发展，促进社会公众对于安宁疗护的认知与重视，对探索超大城市死亡教育与安宁疗护高质量发展的实践路径与发展模式具有重要的示范意义。

---

① 陆杰华，张韵．健康老龄化背景下中国老年人死亡质量现状及其对策思考［J］．河北学刊，2018（3）：161-165+175.

第二节　北京市死亡教育及安宁疗护的发展现状

一、北京市死亡教育及安宁疗护的发展脉络

在中国安宁疗护事业发展与死亡教育的推广普及过程中，北京市发挥了重要的示范引领作用，在发展规模与水平上均处于全国前列，对国内死亡教育与安宁疗护的发展起到了积极的推动作用，并为其他地区提供了富有价值的经验和参考。

20 世纪 80 年代末，北京松堂关怀医院、天津医学院临终关怀研究中心和上海市退休职工南汇护理院等机构的相继建立，标志着中国安宁疗护临床服务实践与学术研究的历史序幕被缓缓拉开。随后的 1994 年，安宁疗护科首次作为一个独立的诊疗科室被列入《医疗机构诊疗科目名录》，安宁疗护在我国的合法地位得以确立。2012 年，上海市首次从政府层面推动临终关怀服务，在社区卫生服务中心开展临终关怀试点工作。2017 年，在前期地方性试点经验总结的基础之上，我国首次从国家层面开展了全国安宁疗护试点工作，并于同年颁布第一部专门面向临终关怀的全国性政策《安宁疗护中心基本标准和管理规范（试行）》，北京市海淀区被确定为首批开展全国性安宁疗护试点工作的 5 个市（区）之一。2019 年，国家卫生健康委印发《关于开展第二批安宁疗护试点工作的通知》，将第二批国家安宁疗护试点扩大到全国 71 个市（区），北京市西城区、东城区与朝阳区入选第二批安宁疗护试点。2023 年 4 月，第三批国家安宁疗护试点地区名单公布，北京市入选第三批国家安宁

疗护试点省（市）。随后，北京市卫生健康委员会发布通知，北京全市16个区和北京经济技术开发区全部纳入安宁疗护试点①，并再次明确了建立完善安宁疗护服务体系、扩大安宁疗护服务供给、有序开展服务、创新安宁疗护服务模式、加强人才队伍建设、开展宣传教育和完善各类支持保障政策的试点任务，以及加强组织领导、加大工作力度、落实“分区包片”和做好监测评估的工作要求。近年来，在政府重视程度不断增强、政策支持力度不断加大、社会需求持续增长的宏观背景之下，北京市关注老年人多样化、差异化的安宁疗护服务需求，进一步增加安宁疗护服务供给，探索具有首都特色的安宁疗护服务模式，不断推动安宁疗护事业的高质量发展，取得了良好的成效。

我国的死亡教育活动始于20世纪80年代末。此后，随着我国内地青少年自杀、暴力伤害行为等事件频发，公众生命意义感缺失、对生命漠视等系列社会现象受到广泛的关注，死亡教育和生命教育也已受到越来越多关注。② 21世纪以来，随着教育改革的纵深推进，死亡教育与生命教育得到了前所未有的重视和关注。《国家中长期教育改革和发展规划纲要（2010—2020年）》明确提出“重视生命教育”，将“生命教育”提到和安全教育、国防教育、可持续发展教育同等的高度。2011年，北京市开始将生命教育纳入地方课程。③ 尽管我国死亡教

---

① 北京市卫生健康委员会．关于做好第三批全国安宁疗护试点工作的通知［EB/OL］.（2023-08-02）［2023-08-09］. http://wjw.beijing.gov.cn/zwgk_20040/ylws/202308/t20230802_3212666.html.

② 罗羽，张慧兰．国内外死亡教育发展现状分析与展望［J］．护理管理杂志，2018（3）：175-179+184.

③ 冯建军．我国学校生命教育的经验、反思与展望［J］．中国德育，2020（9）：24-30.

育尚处于发展初期，在很多方面存在不足，如缺乏具有指导意义的理论成果，缺乏强有力的政策支持，缺乏标准化的教学体系，缺乏科学化、系统化的课程标准和统一教材等[①]，但北京市的各级院校、社会组织、医疗机构等坚持探索面向不同对象以不同方式开展死亡教育，取得了一定的成效与良好的社会效益。

二、北京市死亡教育及安宁疗护体系建设的现状

（一）北京市死亡教育开展实施的基本情况

北京市的中小学、重点高校、社会组织、医疗机构等单位充分利用首都的特色资源，开展了一系列具有首都特色的死亡教育与生命教育课程，取得了良好的成效，发挥了示范与引领作用。

一方面，作为我国高等教育的重要阵地，北京市拥有丰富的教育资源，北京市的各级院校在推广和普及死亡教育方面起到了重要的作用。死亡教育作为一门新兴学科，在我国内地开展过程中存在着不够全面和规范的问题，当前仅有不足 20 所内地高校开设了死亡教育课程。[②] 近年来，北京大学、中国人民大学、首都医科大学、复旦大学等高校相继开设了与死亡教育相关的课程，除理论知识外，写遗书、立遗嘱、参观殡仪馆等课外实践形式也逐渐加入到教学中。例如北京大学从 2017 年开

① 陆杰华，代小雪．死亡教育：人生不可缺失的一课［J］．教育家，2020（9）：39-40.

② 罗羽，张慧兰．国内外死亡教育发展现状分析与展望［J］．护理管理杂志，2018（3）：175-179+184.

始开设了名为“死亡的社会学思考”的课程，每学期有超过百名学生修读，课程内容包括从社会学角度讲解死亡的不平等、人在濒死时社会关系的变化，以及从抑郁到自杀的过程和如何调节等问题。除课堂讲授外，课程内容还设置了八宝山革命公墓、安宁病房等的实地参访活动，并鼓励不同领域背景的学生从各自的领域中寻找与死亡相关的选题开展研究与学习。中国人民大学于2021年秋季学期也开设了名为“死亡课：邂逅死亡与濒死”的个性化选修课程，该课程的内容包括社会与死亡的关系、临终关怀、丧葬仪式和风俗、丧亲及调适情绪等议题，旨在引导学生正确、科学地认识死亡。[①] 此外，一些医学类院校也开设了与死亡教育相关的课程。北京大学医学人文学院为本科生开设了名为“生死教育导论”的通选课程，除了理论授课和讨论外，还计划组织学生参与一系列模拟仪式，如撰写墓志铭、立遗愿清单、立遗嘱与生前预嘱、参加葬礼仪式等，以期帮助学生更好地认识生命、珍惜生命、尊重生命，并培养未来医疗工作者应对与死亡相关问题的能力和人文关怀意识。[②] 首都医科大学开设了面向全校的选修课“生命关怀与死亡教育”，课程以体验式学习为设计思路，以“围死亡期”的病人和家属的需求为出发点，涵盖生命历程、照护力量、死亡思考、告别之日和自我关怀五个模块，旨在提高医学生面对死亡的勇

---

① 马玄霖，宁可，付一城.“未知死，焉知生?”：在大学课堂上“预习”死亡［N］.青年人大，2021-11-10（A6）.

② 北京大学医学人文学院.“生死教育导论”开讲啦！柯杨教授与医学生畅谈生与死［EB/OL］.（2023-03-03）［2023-08-09］. https：//shh. bjmu. edu. cn/ybxw/223200. htm.

气、力量和能力，同时培养其人文素养和生命关怀的意识和能力。[①] 同时，在京召开的相关学术会议与研讨活动也为北京市死亡教育的推广与普及发挥了积极的促进作用。如于 2022 年召开的“第七届中国当代生死学研讨会”聚焦了医学生的生死教育，紧扣我国当代生死学理论和实践的研究进展以及医学生生死教育理论与实践的研究热点，从不同角度论述了医学生生死教育的意义、途径、内容等，是当代中国生死教育向专业群体延伸的重要尝试。[②] 除此之外，已成功举办五届的“北京大学清明论坛”也为中国当代社会的生命教育与死亡关怀提供了全新的理念与指导，是北京市死亡教育发展的重要推动力量之一。

另一方面，中小学和社会组织也在推动北京市死亡教育发展与普及的过程中发挥了重要的作用。目前，我国中小学课程体系中的死亡教育还存在较多缺位，但北京市部分中小学已在死亡教育与生命教育方面进行了实践与探索，产生了一定的示范与引领作用。例如北京市 101 中学的红十字志愿服务社多年来将前往临终关怀医院作为社团的常规活动。通过引导学生参与和观摩临终关怀服务，培养学生对生命的敬畏，使学生对死亡和生命树立起科学正确的认识。[③] 此外，北京生前预嘱推广协会等社会组织也为推广和普及死亡教育做出了突出贡献。在死亡教育与生命教育的资源方面，北京也具有独特优势。目前，

---

① 首都医科大学护理学院．“生命关怀与死亡教育”全校选修课走进临床（一）[EB/OL]．（2022-09-30）[2023-08-09]．https://sn.ccmu.edu.cn/xwkd_14047/b4247a737693426eae0d6b0950299e68.htm.

② 唐倩倩，雷爱民，魏继红．当代医学生生死教育的探究与实践——“第七届中国当代生死学研讨会”综述 [J]．医学与哲学，2022（21）：77-80.

③ 北京日报客户端．“死亡教育”对教师要求更高，让中小学生知道死，才更珍惜生命 [EB/OL]．（2019-04-04）[2023-08-09]．https://baijiahao.baidu.com/s?id=1629874119664943780&wfr=spider&for=pc.

全国首个生命驿站正式在北京市八宝山殡仪馆启动。该驿站占地约 20 平方米，集成了多种沉浸式体验方式，包括生命教育、生命图谱、生命纪念以及生死体验等多个模块[①]，通过科技赋能为开展死亡教育提供了更为生动、更加多样的教育资源。

（二）北京市安宁疗护服务开展实施及体系建设的基本情况

近年来，北京市坚持以需求为导向，发挥首都医疗资源优势，加快培养安宁疗护人才队伍，持续扩大安宁疗护服务供给，逐步完善安宁疗护配套政策，加快构建具有首都特色的安宁疗护服务体系，探索安宁疗护服务模式，取得了初步成效，主要体现为以下五个方面。

一是明确安宁疗护服务目标方向。2022 年，为加快构建安宁疗护体系建设，北京市出台了《北京市加快推进安宁疗护服务发展实施方案》，提出了优化安宁疗护服务资源布局、增加安宁疗护服务供给等 8 项重点工作任务。明确“到 2025 年，每区至少设立 1 所安宁疗护中心，全市提供安宁疗护服务的床位不少于 1800 张，社区卫生服务机构能够普遍提供社区和居家安宁疗护服务，老年人安宁疗护服务需求得到基本满足”[②] 的工作目标，为北京安宁疗护服务发展明确了目标方向。

二是扩大安宁疗护服务床位供给。为适应老年人多样化

---

① 北京青年报．全国首个生命驿站落地八宝山殡仪馆［EB/OL］．（2023-03-31）［2023-08-09］．https：//baijiahao. baidu. com/s？ id=1761875238441937714&wfr=spider&for=pc.

② 北京市卫生健康委员会．北京市加快推进安宁疗护服务发展［EB/OL］．（2023-04-04）．http：//wjw. beijing. gov. cn/xwzx_20031/wnxw/202304/t20230406_2990014. html.

需求，北京市整合全市医疗资源，有计划、分步骤地扩增安宁疗护机构数量和床位数量。引导综合医院、中医（中西医结合）医院、专科医院设置安宁疗护科，支持在肿瘤科、疼痛科、老年医学科等相关科室设立安宁疗护床位，支持有条件的二级及以下医院、社区卫生服务中心转型为安宁疗护中心。截至2022年底，全市有95家医疗机构注册了安宁疗护科，28家医疗机构设置了安宁疗护床位，开放安宁疗护服务床位650张。

三是探索安宁疗护服务发展模式。北京市坚持试点先行，因地制宜，以点带面，探索建立可复制、可推广、可持续的安宁疗护服务模式。2016年，北京市在15家试点医疗机构开展安宁疗护服务。2017年和2019年，东城、西城、海淀、朝阳等4个区分两批纳入全国安宁疗护试点。2020年确定北京协和医院、北京医院为北京市安宁疗护指导中心，并遴选北京老年医院、首钢医院、清华长庚医院、隆福医院、海淀医院等9家医疗机构作为首批安宁疗护示范基地，示范、引领、指导全市各级各类医疗机构开展安宁疗护服务。

四是构建安宁疗护服务科学体系。北京市统筹全市安宁疗护服务资源规划、布局，建立以社区和居家为基础，机构为补充，综合、连续、机构和居家相衔接的安宁疗护服务体系。引导医疗机构分工协作，有序提供安宁疗护服务，二级、三级医院主要为突发急性病变或身体、心理症状较重需要住院治疗的安宁疗护患者提供安宁疗护服务；安宁疗护中心主要为需住院治疗的安宁疗护患者提供机构安宁疗护服务；社区卫生服务机构、护理机构、医养结合机构主要为诊断明确、症状轻且稳定的安宁疗护患者提供机构和居家安宁疗护服务。

五是满足安宁疗护服务多样需求。安宁疗护中心作为一类专门为临终患者提供安宁疗护服务的医疗机构，是北京老年健康服务体系的短板，为补齐短板，提供多样化的服务，2022 年和 2023 年，北京市政府连续两年将推进医疗机构转型建设安宁疗护中心纳入了民生实事项目。2022 年，鼓楼中医医院、北京市第六医院、回民医院、海淀医院、通州区老年病医院、丰台区蒲黄榆社区卫生服务中心 6 家机构已经全部通过了评价验收，完成了首批转型建设安宁疗护中心的任务。这些机构既有三级医院，又有一级、二级和社区卫生服务机构；既有中医特色医疗机构，又有西医和中医结合的医疗机构，还有民族特色的医疗机构；既为全市安宁疗护机构的发展打造了示范样板，又为安宁疗护的患者提供了多样性的选择。

三、北京市死亡教育及安宁疗护相关政策的主要进展

北京市高度重视安宁疗护工作。近年来，为推进安宁疗护服务均衡、高质量、可持续发展，加快建立覆盖全市、城乡兼顾，以社区和居家为基础、机构为补充，综合、连续、机构和居家相衔接的安宁疗护服务体系，北京市持续加强安宁疗护服务顶层设计，逐步完善安宁疗护相关的政策体系。

首先，北京市将安宁疗护作为老年健康服务体系建设的重要工作。2021 年，北京市印发《北京市建立完善老年健康服务体系的实施方案》，将“加强安宁疗护服务”作为建立完善老年健康服务体系的主要任务，明确提出要“扩大安宁疗护服务

供给”与“完善安宁疗护价格政策”。[①] 2022年，为落实《北京市建立完善老年健康服务体系的实施方案》，不断增加安宁疗护服务供给，适应老年人多样化、差异化的安宁疗护服务需求，北京市出台《北京市加快推进安宁疗护服务发展实施方案》，明确提出了“到2025年……每区至少设立1所安宁疗护中心……全市提供安宁疗护服务的床位不少于1800张；社区卫生服务机构能够普遍提供社区和居家安宁疗护服务，老年人安宁疗护服务需求得到基本满足”的目标，以及安宁疗护服务发展的总体要求、工作任务与组织保障，明确了优化安宁疗护服务资源布局、增加安宁疗护服务供给、有序提供安宁疗护服务、创新安宁疗护服务模式、规范安宁疗护服务、加强人才队伍建设、完善价格经济政策和加快信息化建设8项主要任务，为北京市安宁疗护发展明确了目标方向。[②]

其次，北京市将发展安宁疗护作为贯彻落实积极应对人口老龄化战略工作的一项具体举措。2021年，北京市出台《北京市积极应对人口老龄化实施方案（2021年—2025年）》，明确提出要加强区域卫生设施规划统筹，优先满足安宁疗护等机构建设需求，着力补充一批健康医疗设施。[③] 结合《北京市国民经济和社会发展第十四个五年规划和二〇三五年

---

① 北京市卫生健康委员会．关于印发北京市建立完善老年健康服务体系的实施方案的通知［EB/OL］.（2021-01-19）［2023-08-09］. http：//wjw. beijing. gov. cn/zwgk_20040/zcwj2022/gfxwj/202305/t20230529_3115508. html.

② 北京市人民政府．关于印发北京市加快推进安宁疗护服务发展实施方案的通知［EB/OL］.（2022-01-25）［2023-08-09］. https：//www. beijing. gov. cn/zhengce/zhengcefagui/202202/t20220217_2611431. html.

③ 北京市发展和改革委员会．本市出台《北京市积极应对人口老龄化实施方案（2021年—2025年）》［EB/OL］.（2021-12-23）［2023-08-09］. http：//fgw. beijing. gov. cn/gzdt/fgzs/gzdt/202112/t20211223_2570810. htm.

远景目标纲要》，北京市老龄工作委员会印发《北京市“十四五”时期老龄事业发展规划》的通知，规划中特别强调要“加强长期照护与安宁疗护”，不断扩大安宁疗护服务供给，完善安宁疗护价格政策，推进安宁疗护规范化发展。[①] 此外，同年出台的《北京市养老服务专项规划（2021 年—2035 年）》提出要完善对社会开办安宁疗护机构扶持政策，以提高医养结合服务能力。[②]

此外，北京市卫生健康委员会高度重视安宁疗护相关工作，不断加大对北京市安宁疗护工作的指导力度，连续多年将安宁疗护相关工作列入北京市老龄健康工作要点。自 2019 年至今，“加强安宁疗护服务”[③]“推进安宁疗护服务”[④]“完善安宁疗护服务”[⑤]“增加安宁疗护服务供给”[⑥] 分别被写入了当年度的北京市老龄健康工作要点。2023 年，北京市全域纳入第三批国家安宁疗护试点省（市）后，为加快推进北京市安宁疗护服务发

① 北京市老龄工作委员会办公室．北京市老龄工作委员会关于印发《北京市“十四五”时期老龄事业发展规划》的通知［EB/OL］．（2021 - 11 - 11）［2023 - 10 - 14］．https：//www. beijing. gov. cn/zhengce/zhengcefagui/202111/t20211126_2545746. html.

② 北京市民政局．关于印发《北京市养老服务专项规划（2021 年—2035 年）》的通知［EB/OL］．（2021-09-29）［2023-08-09］．https：//www. beijing. gov. cn/zhengce/zhengcefagui/202109/t20210930_2505867. html.

③ 北京市卫生健康委员会．北京市卫生健康委员会关于印发 2019 年老龄健康工作要点的通知［EB/OL］．（2019 - 07 - 12）［2023 - 08 - 09］．http：//wjw. beijing. gov. cn/zwgk _ 20040/ghjh1/201912/t20191216_1242688. html.

④ 北京市卫生健康委员会．北京市卫生健康委员会关于印发 2020 年北京市老龄健康工作要点的通知［EB/OL］．（2020 - 03 - 17）［2023 - 08 - 09］．http：//wjw. beijing. gov. cn/zwgk _ 20040/ghjh1/202103/t20210315_2307393. html.

⑤ 北京市卫生健康委员会．北京市卫生健康委员会关于印发 2021 年北京市老龄健康工作要点的通知［EB/OL］．（2021 - 03 - 15）［2023 - 08 - 09］．http：//wjw. beijing. gov. cn/zwgk _ 20040/ghjh1/202103/t20210315_2307390. html.

⑥ 北京市卫生健康委员会．北京市卫生健康委员会关于印发 2022 年北京市老龄健康工作要点的通知［EB/OL］．（2022 - 03 - 25）［2023 - 08 - 09］．http：//wjw. beijing. gov. cn/zwgk _ 20040/ghjh1/202203/t20220325_2639975. html.

展，做好国家第三批安宁疗护试点各项工作，北京市卫生健康委员会发布了关于做好第三批全国安宁疗护试点工作的通知①，从建立完善安宁疗护服务体系、扩大安宁疗护服务供给、有序开展服务、创新安宁疗护服务模式、加强人才队伍建设、开展宣传教育和完善各类支持保障政策 7 个方面明确了开展试点工作的任务，并从加强组织领导、加大工作力度、落实“分区包片”和做好监测评估四个方面提出了工作要求。

四、北京市安宁疗护服务开展与体系建设的典型案例

（一）北京松堂关怀医院

北京松堂关怀医院成立于 1987 年，隶属于中国老龄事业发展基金会。② 作为国内最早的临终关怀医院之一，该医院在临终关怀领域拥有丰富的经验和良好的口碑。松堂关怀医院兼具医院和养老院的功能，主要服务对象为高龄老年人。医院不仅提供日常的生理护理服务，还设有心理辅导师为临终患者提供心理疏导与精神抚慰，以期全面关注患者的身心健康。同时，医院建立了爱心病房，定期邀请大中专院校、社会团体、社会知名人士及国际友人参与陪伴活动，与临终患者进行互动交流，使其感受到温暖与关怀。此外，完善成熟的志愿者服务系统也是松堂关怀医院的特色之一。北京松堂关怀医院在推动临终关

① 北京市卫生健康委员会．北京市卫生健康委员会关于做好第三批全国安宁疗护试点工作的通知［EB/OL］．（2023-08-02）［2023-08-09］．http：//wjw. beijing. gov. cn/zwgk_20040/ylws/202308/t20230802_3212666. html.

② 北京松堂关怀医院．北京松堂关怀医院［EB/OL］．（2021-09-29）［2023-08-09］．https：//mp. weixin. qq. com/s/HLe2kdSY9MvyX5M00sgPaQ.

怀事业的发展中扮演了先锋和示范的角色。凭借丰富的经验和良好的声誉，该医院成为北京乃至全国和国际范围内最具代表性的临终关怀医院之一。医院独具特色的关怀模式和完善的志愿者服务经验为国内其他机构在临终关怀和安宁疗护服务领域提供了丰富的借鉴与参考。

（二）北京大学首钢医院安宁疗护中心

北京大学首钢医院安宁疗护中心是在全国人大代表、北京大学首钢医院院长顾晋教授的倡导下，于 2017 年开设的国内首家三级医院安宁疗护病房，被评为北京市癌痛规范化治疗示范病房。安宁疗护中心占地面积 1020 平方米，目前拥有 14 间病房，18 张床位，同时配备有谈心室、静修室、洗澡间、阳光走廊，满足病人住院期间多层次的需求。中心拥有 4 名医生、10 名护士，配有 1 名中医师、1 名康复医师、1 名营养医师、1 名心理治疗医师、1 名疼痛科医师和 1 名药剂师，有 2 名来自第三方社工机构派驻的社会工作者，同时与抗癌乐园等公益组织和志愿者组织建立了长期合作关系，定期有志愿者前往安宁疗护中心开展洗头、剪发与陪伴等志愿服务项目。中心在 2020 年被评为“安宁疗护专科护士培训基地”，2021 年被授予“北京市首批安宁疗护示范基地”。该中心注重发挥医疗体作用，与石景山区老山、苹果园、古城、金顶街四个街道密切合作，创立“三级医院—社区—居家”分层一体化的管理模式，惠及更多患者。北京大学首钢医院安宁疗护中心始终秉承“提高生命品质、注重生命尊严”的宗旨，并在实践中不断探索，致力于将安宁疗护服务进行精细化和本土化管理，在服务过程中积累了丰富的安宁疗护临床服务实践经验。[①]

(三) 北京市海淀医院安宁疗护中心

北京市海淀医院安宁疗护中心成立于2017年3月。自2017年成立至今，海淀医院安宁疗护中心从最初6张病床到现在50张病床，收治近700位疾病终末期患者，帮助约400位患者实现“生死两相安”的善终，已初步发展为集医、教、研、宣于一体的安宁疗护中心。海淀医院也是北京市唯一一家既是首批安宁疗护示范基地，又是首批安宁疗护中心的三级医院。海淀医院安宁疗护中心建立起由医师、护士、护理员、社工，以及兼职心理师和志愿者组成的多学科团队，坚持以患者为中心，关注患者整体需要，从确诊开始持续对患者和家属提供关怀照顾，全程给予家庭支持。通过多学科协作团队的“整体医疗模式”，为患者提供从症状控制、舒适护理，到心理社会支持和精神支持的全过程服务。团队成员本着“以患者为中心，以病人的实际需求为准绳”的原则进行综合评估，通过全人、全家、全程、全队的“四全”照顾，完成医、患、家属共同决策，为病人及家属提供个体化、整体性的“六全”照顾，帮助癌症晚期病人减轻身心痛苦，同时帮助家属顺利度过哀伤期。志愿者宣传服务方面，中心志愿者已超200人，服务患者逾千人次。在安宁疗护服务体系探索建设方面，海淀医院安宁疗护中心先后与北大肿瘤医院、首都医科大学护理学院、北大医学人文研究院等多家机构联合，探索开展以需求为导向的安宁疗

---

① 北京市卫生健康委员会．北京市安宁疗护示范基地之一：北京大学首钢医院［EB/OL］．(2022-02-10)［2023-08-09］．http：//wjw. beijing. gov. cn/wjwh/ztzl/lnr/lljkzc/anlhjglb/202202/t20220210_2607907. html.

护体系研究。2022年，在海淀区卫生健康委的指导下，成立海淀区安宁联盟，联合辖区二级医院、社区卫生服务中心和养老机构，探索连续居家安宁服务模式，为推进各级医疗机构与居家安宁双向转诊体系建设提供试点经验。[①]

（四）北京市第六医院安宁疗护中心

北京市第六医院位于北京市东城区，安宁疗护中心共设置床位50张，同时配备谈心室、告别室、配膳室、沐浴室和日常活动场所等区域。中心团队由医生、护士、药师、心理师、营养师、社会工作者、志愿者和殡葬服务人员组成，为临终患者提供全人、全程、全家、全队的照护服务。同时，该中心还探索建立了“居家—医院”一体化的安宁疗护模式，以期为患者及家属提供更加全面和个性化的服务。当前，该院安宁疗护中心已加入北京协和医院安宁缓和医疗专科医联体，并开展了“互联网+”等智慧安宁服务，为居家安宁疗护的患者提供服务项目需求量大、医疗风险低、易操作实施的技术服务。同时，该中心正在搭建“安宁缓和云之家”网络服务平台，通过医护人员、医务社工、志愿者等多团队“云端”服务，使更多患者和家属得到更及时、便捷的服务。[②]

（五）丰台区蒲黄榆社区卫生服务中心

丰台区蒲黄榆社区卫生服务中心是北京市首家由社区卫生

① 北京市海淀医院．“以患者希望的方式去照顾他”——建设有海医特色的安宁疗护中心［EB/OL］．（2023-04-07）［2023-08-10］．https：//www.hdhospital.com/Html/News/Articles/12340.html.

② 健康东城．用温暖与信念，守护生命的“最后一公里”——聚焦东城区安宁疗护服务体系建设［EB/OL］．（2023-04-12）［2023-08-09］．https：//mp.weixin.qq.com/s/iC8Q07l9ocgIj9pmkD39mw.

服务中心转型的安宁疗护中心。该中心共设置床位 50 张，拥有 6 名医生、20 名护士、4 名社工和 30 多名志愿者。近年来，中心始终坚持以居民健康需求为导向，秉承“精诚勤慈”的院训，安宁疗护从无到有、从居家到门诊、从病房到远程，不断完善社区家庭医生特色安宁疗护服务。该中心致力于建立社区多学科家医团队，采用中医药适宜技术和内外治疗等方法改善患者的症状，通过临床药学率先在社区开展镇痛治疗，并发挥心理社工及医务社工的作用来协助患者及家属更好地获得家庭、社会的系统支持。该中心将安宁疗护纳入家庭医生签约的个性化服务包中。从居家到门诊，中心利用“智慧家医”平台探索了可穿戴设备监测和线上诊疗等“互联网+远程+安宁疗护”服务。同时，中心将安宁疗护与社区医养相结合，通过定期巡诊和上门服务，将服务范围拓展到辖区的养老院和社区养老服务驿站，以满足更多有需求的老人。此外，该中心探索形成了“全人、全家、全队、全程、全社区”的社区安宁疗护服务模式，建立“安宁疗护指导中心—医联体机构—各社区卫生服务中心”之间的转诊通道。通过线上课程、实地带教等带动全市社区卫生服务中心开展安宁疗护服务，并成为多家医院安宁疗护专科护士社区培训的实践基地。[①]

（六）北京老年医院关怀病房

北京老年医院关怀病房成立于 2010 年 5 月，是北京市首家成立安宁疗护病房的公立三级医院，也是北京市首批临终关怀

① 北京青年报．丰台区蒲黄榆社区卫生服务中心打造家庭医生陪伴下的社区安宁疗护服务［EB/OL］．（2023－04－04）［2023－08－09］．https：//baijiahao.baidu.com/s? id＝1762213198888736545&wfr＝spider&for＝pc.

试点医院之一。北京老年医院关怀病房曾先后被中国生命关怀协会授予“全国临终关怀示范教育基地”，被北京市卫生健康委员会确定为“北京市首批安宁疗护示范基地”。该医院关怀病房定位于三级综合医院安宁疗护病房，在实践工作中承担政策制定研究、学科体系建设、教学培训指导等安宁疗护事业发展任务，探索开展积极有效和可持续发展的安宁疗护照护服务模式，以推动安宁疗护事业的全面发展，提升安宁疗护服务能力和服务质量。病房现有病床 35 张，医师 4 人，专业护理人员 14 人，主要收治各类临终患者，提供安宁疗护和临终关怀。病房运行至今，收治各类临终患者 2000 余人次。北京老年医院设置谈心室、善别室以及综合干预的功能室，在科室硬件配置中重视病房家庭化，提供私密空间，营造温馨环境。该医院关怀病房重视对老年人的躯体功能、认知功能、精神心理状况、老年综合征和老年照护问题等的综合评估，动态评估生活质量是其了解安宁疗护计划实施效果并及时调整计划内容的重要评判标准。在团队建设方面，该医院关怀病房组建了融合型多学科团队，在实践中实施多人解决同一问题及一人解决多个问题的工作模式，即“一症多治、一治多症”，取得了良好的效果，获得了广大患者和家属的认可和鼓励。[①]

（七）北京协和医院

北京协和医院自 2012 年探索建立医、护、社工三位一体的安宁缓和服务模式，从开展多学科诊疗、探索临床共照服务路

① 北京市卫生健康委员会．北京市安宁疗护示范基地之三：北京老年医院［EB/OL］.（2021 - 05 - 28）［2023 - 08 - 09］. http：//wjw. beijing. gov. cn/wjwh/ztzl/lnr/lljkzc/anlhjglb/202105/t20210528_2400996. html.

径以及建设安宁缓和医疗医联体三方面发力，加强专科人才队伍建设，开设安宁缓和医疗门诊，开通安宁缓和医疗线上诊疗与咨询，指导医联体二级医院和社区卫生服务中心，并于 2020 年被北京市卫生健康委员会确定为“北京市首批北京安宁疗护指导中心”。2018 年 9 月，北京协和医院正式成立安宁缓和医疗组，由老年医学科宁晓红教授作为组长，联合老年医学科、肿瘤内科、ICU、急诊科、神经外科、妇科肿瘤、心内科、呼吸内科、消化内科、临床营养科、物理康复科、国际医疗部、外科等众多科室的核心成员，持续举办安宁缓和医疗培训班、院内安宁缓和医疗系列讲座、院内培训等，在全院范围内推广缓和医疗和安宁疗护的理念。2022 年 10 月，为持续推进临床实操、专业人员能力建设、上下医疗机构联动、社会普及性教育及学科建设，进一步促进北京乃至全国安宁缓和医疗的发展，北京协和医院缓和医学中心正式成立。①

除推动本院的安宁缓和医疗能力建设外，北京协和医院在推动建设辐射二级医院、社区、养老院的安宁疗护服务网络的过程中发挥了重要作用。北京协和医院安宁缓和医疗组于 2019 年开始对蒲黄榆社区开展安宁疗护指导，并于 2020 年开启了三甲医院安宁缓和医疗团队带教社区卫生服务中心建设社区安宁疗护服务的项目。此外，在志愿者培训方面，北京协和医院搭建专业安宁志愿者培训学习平台，积极动员、发挥社会力量，扩大安宁缓和医疗的社会影响，推动安宁疗护志愿服务的专业化和体系化发展。在开展安宁疗护相关教育方面，北京协和医院从 2014 年开始开设“舒缓医学”研究生选修课程，

① 北京协和医院. 缓和医学中心成立［J］. 中华医学信息导报，2022（20）：8.

并逐渐发展为临床硕士研究生必修课程与“4+4”学制的必修课程，使大批医学生接触并了解了安宁疗护与缓和医疗相关的专业知识。[①]

当前，作为首批安宁疗护指导中心，北京协和医院缓和医学中心围绕“夯实临床实践、搭建安宁网络”“做实分层教育、引领全国培训”“提高民众认知、助力政策制定”“加强国际交流、科研助力发展”等任务持续开展工作，在院内加强线上线下门诊服务、多学科会诊和全院医患服务，在医联体开展系统培训、上下转诊、查房和科研指导，进一步构建完善“北京协和医院—二级医院—社区和家庭”连续服务的协和安宁缓和医疗模式，发挥了积极的引领与指导作用。

第三节　北京市安宁疗护服务体系建设面临的主要挑战

一、现有安宁疗护医疗资源难以满足公众日益增长的需求

当前，伴随着北京市人口老龄化程度的不断加深，社会公众对于安宁疗护服务需求也在不断扩张。然而，当前北京现有的安宁疗护医疗与服务资源难以满足社会公众日益增长的需求，这给北京市安宁疗护的发展与服务体系的建设带来了新挑战。一方面，北京市现有的安宁疗护医疗资源供给相对不足。截至

---

① 北京市卫生健康委员会．北京市安宁疗护指导中心之一：北京协和医院［EB/OL］.（2021－05－28）［2023－09－19］．http：//wjw. beijing. gov. cn/wjwh/ztzl/lnr/lljkzc/anlhjglb/202105/t20210528_2401036. html.

2022 年底，北京全市 60 岁及以上常住人口占比为 21.3%，相比全国平均水平高出 1.5 个百分点，人口老龄化程度进一步加深，且老年人口的高龄化特征显著[①]，对于安宁疗护的需求较大。然而，当前北京市共有 95 家医疗机构设置安宁疗护科，28 家医疗机构设置并开放安宁疗护服务床位仅 650 张，绝对数量不足，难以满足公众对于安宁疗护服务的需求。另一方面，安宁疗护服务需要具备专业知识和技能的医疗团队来提供全面的照护，但当前北京市安宁疗护专业人才供给与储备不足也在一定程度上制约了安宁疗护事业的发展。一项围绕北京市安宁疗护人才队伍建设的调查研究指出，社会公众对于安宁疗护的需求较大，但当前安宁疗护专业人才存在供不应求的实际情况。[②]同时，当前安宁疗护在我国尚未成为独立的专业学科，人才培养与队伍职业发展仍存在着瓶颈，如安宁疗护队伍职业发展路径尚不清晰，职业晋升渠道不明确等问题也影响了安宁疗护人才队伍的建设与发展。此外，虽然部分医疗机构已为相关科室的护士与医生进行了有关安宁疗护的业务培训，但在培训的普及程度以及知识深度等方面仍存在着不足与缺憾，有待通过针对性培训储备专业技术人才，建立多学科团队共同开展安宁疗护服务，以满足社会公众不断增长的对于安宁疗护服务的需求。

---

① 北京日报．本市常住老年人达 465.1 万人　2022 年增幅为 5 年来最高［EB/OL］．(2023-06-30)［2023-08-09］．https：//www. beijing. gov. cn/gongkai/shuju/sjjd/202306/t20230630_3150637. html.

② 尚爻，焦光源，李义庭．安宁疗护人才队伍建设的调查与思考——以北京市为例［J］．医学与哲学，2022（1）：48-52.

二、传统文化的影响与死亡教育的缺失

在北京市安宁疗护服务体系建设过程中，面临着来自传统文化价值观和死亡教育缺乏所带来的双重挑战，这导致社会公众对于安宁疗护的认识不足，并进而影响了北京市安宁疗护事业的发展。一方面，在中国传统文化中，死亡常常被视为一个敏感和禁忌的话题，社会公众通常倾向于回避与之相关的讨论。这种文化观念使得公众对于安宁疗护的认知和理解存在着一定的局限性，人们往往不愿意面对自己或他人的死亡，对于安宁疗护和临终关怀的了解和接受程度也相对有限。这使得安宁疗护在社会公众中的认可度和推广面临困境，并阻碍了其发展。另一方面，死亡教育的缺位也为北京市安宁疗护的发展带来了挑战。死亡教育的目标是培养和提高个体应对和处理死亡事件的能力，帮助个体建立科学正确的生死价值观，进而提升社会公众对于安宁疗护（临终关怀）的认知水平。死亡教育的缺失不仅影响了社会公众对于安宁疗护的接受程度，也在一定程度上限制了个体对于自身接受安宁疗护服务的期望和意愿的表达。同时，死亡教育的普及可以帮助社会公众克服对死亡的恐惧和焦虑，消除对于安宁疗护的认知和态度可能存在的偏见和误解，提高其进行与安宁疗护、临终关怀相关的讨论和决策的意愿。然而，当前北京市死亡教育的普及程度与发展水平相对较滞后，这为北京市安宁疗护事业的发展带来了挑战。

三、安宁疗护服务的均等化进程与服务质量有待提升

当前，北京市安宁疗护服务在均等化与可及性方面面临持续性的挑战，在推进安宁疗护服务均等化发展、提升安宁疗护服务供需精准化匹配程度与提升服务质量等方面还有待加强。一方面，北京市的安宁疗护服务资源存在着区域分布不均衡的问题，不同区域之间的安宁疗护发展水平和资源配置存在较大差异，部分区域缺乏足够的安宁疗护服务机构和专业人员，致使部分社会公众在就近获得安宁疗护服务方面面临较大的挑战，部分社会公众的安宁疗护的服务需求无法得到及时满足。同时，安宁疗护服务资源区域分布的不均衡也可能会导致部分地区的安宁疗护服务资源存在闲置和浪费现象。此外，由于安宁疗护服务的成本较高，且可由医保报销范围有限，部分体现安宁疗护特色的项目如芳香疗法、音乐疗法、人文关怀以及心理疏导等尚未纳入医保，需患者自付相关费用，这使得部分困难群体可能无法负担相关服务费用，进一步加剧了安宁疗护服务的不均等性。另一方面，北京市安宁疗护服务在供需精准匹配和服务质量提升方面也存在挑战。除安宁疗护医疗资源供给不足外，服务质量不稳定也是影响安宁疗护发展的重要因素之一。安宁疗护服务涉及多个专业领域的综合运作，包括医疗护理、病情管理、心理抚慰与哀伤辅导等，但不同学科专业人员之间的协同配合和素质水平可能参差不齐。同时，安宁疗护服务的质量评估标准和监管机制也仍有待进一步完善，这进一步影响了整体服务质量的提升，对北京市安宁疗护服务质量提出了挑战。

四、安宁疗护相关政策的顶层设计与规范标准有待完善

目前，在我国法律和行政管理体系中，安宁疗护（临终关怀）尚未有“合法”身份，法律法规以及行政主管部门至今没有明确对临终关怀进行法律定位[①]，且现有相关政策存在政策法规碎片化、政策实践性与指导性有待增强等问题。[②] 北京市安宁疗护相关政策的顶层设计与规范标准也仍有待完善，这给安宁疗护发展提出了新的挑战。一方面，对于安宁疗护服务的属性定位与政策支撑仍不够清晰。当前北京市已基本建立起安宁疗护的系统性与综合性政策框架，但对于安宁疗护服务的覆盖范围和服务内容等方面的界定还不够明确，缺乏具体的指导性和实施细则，这导致了在开展安宁疗护临床服务的过程中可能存在着不清晰和不一致性，指导性有待提升。另一方面，当前安宁疗护的相关规范标准的具体性与可操作性仍有待提升。此外，相关政策对于安宁疗护服务提供者的资质认定和监管机制还不够完善。缺乏规范的资质认定和监督评估机制，导致安宁疗护服务市场的准入条件不够清晰，监管的效果不够强有力。因此，为推动北京市安宁疗护事业的健康可持续发展，需要进一步明确安宁疗护服务的属性定位、完善规范标准的具体性与可操作性，并通过建立健全的资质认定和监管机制等措施，不断提升安宁疗护服务的质量和安全，为安宁疗护事业提供更有力的政策支持和规范指导。

---

① 陆杰华，伍海诚．老龄化背景下中国特色临终关怀体系建构的若干思考［J］．新视野，2017（1）：74-80.

② 张丽艳，沈美玲．积极养老视角下我国安宁疗护政策研究——基于2012—2019年政策文本分析［J］．科学与管理，2021（2）：49-54.

第四节　北京市死亡教育与安宁疗护服务发展提升的对策建议

一、进一步推动与促进死亡教育与安宁疗护相关政策体系建设

北京市需落实属地政府在安宁疗护政策制定、规划建设、投入保障等方面的主体责任，不断加强对安宁疗护服务体系建设的长远规划和系统布局，完善相关配套政策，持续提升对死亡教育与安宁疗护的政策保障与支撑力度。首先，北京市有关部门应进一步提高政治站位，将加快推进安宁疗护服务发展作为贯彻落实积极应对人口老龄化国家战略、做好新时代老龄工作、完善老年健康服务支撑体系的重要举措，加强组织领导，不断加大政策支持和协调推进力度。具体而言，需不断完善各类支持保障政策，构建完善价格保障政策、探索医保和支付保障政策、建立安宁疗护监督评估和质量评价体系、加大资金支持保障力度、建立完善技术规范和转诊机制等制度体系，以及完善药物保障制度。其次，在规范安宁疗护服务方面，医疗机构要按照原国家卫生计生委《关于印发安宁疗护实践指南（试行）》文件要求，规范开展安宁疗护服务。北京市有关部门可进一步建立健全监督与评估机制，将医疗机构安宁疗护服务纳入医疗质量监测体系，加强安宁疗护服务质量控制和行为监管，研究制定安宁疗护进入和服务流程规范标准，积极探索细化居家安宁疗护服务标准，统一社区、居家安宁疗护的服务流程、服务内容、服务方式以及服务质量等。建立科学合理的用药流

程，加强特殊药品使用管理以及预防不良反应方案，制定安宁疗护服务毒麻精神药品相关政策。最后，在政策实施与执行方面，政府层面需进一步加强政策的层级对接和协同配合，建立健全跨部门协调机制，形成统一的监管体系，推动卫生健康部门、发展改革部门、财政部门、医保部门、民政部门和教育部门之间的协作形成发展合力，共同推动具有首都特色的安宁疗护服务体系的建设与发展。

二、进一步优化医疗资源配置与扩大安宁疗护服务的供给

为弥补现有安宁疗护医疗资源的不足，需持续优化安宁疗护服务资源配置，持续增加安宁疗护服务供给。在创新安宁疗护服务模式方面，可以通过遴选一批符合条件的医疗机构和社区卫生服务中心作为北京市安宁疗护指导中心、安宁疗护示范基地和社区安宁疗护服务示范中心，承担安宁疗护服务示范引领、质量控制、宣传教育、科研创新、人才培养培训、学科建设等任务，发挥其引领和示范作用，不断提升北京市安宁疗护服务的供给质量，推动安宁疗护事业的高质量发展。在优化安宁疗护服务资源方面，要加快建立以社区和居家为基础，机构为补充，综合、连续、机构和居家相衔接的安宁疗护服务体系。通过转型、新建、改扩建等形式，发展建设一批安宁疗护机构，支持开展社区和居家安宁疗护服务。同时将提供安宁疗护服务的康复机构、护理机构、社区卫生服务机构、医养结合机构等纳入医联体建设，促进优质安宁疗护服务资源下沉基层。具体而言，有关部门可综合考虑区域分布和需求情况，合理配置机

构与床位资源。通过综合考虑人口密度、老年人口比例和疾病负担等因素，科学规划并精确确定安宁疗护机构的位置和规模。在增加安宁疗护服务供给方面，要引导综合医院、中医（中西医结合）医院、专科医院设置安宁疗护科，支持在肿瘤科、疼痛科、老年医学科等相关科室开展安宁疗护服务，有条件的设立安宁疗护床位。支持部分二级及以下医院、社区卫生服务中心转型建设安宁疗护中心。发展社区和居家安宁疗护服务，提升社区卫生服务机构社区和居家安宁疗护服务能力，并纳入社区老年健康服务规范化管理重要内容，加强督导和管理。同时，支持和引导社会力量举办规模化、连锁化的安宁疗护机构。鼓励具备条件的医养结合机构根据服务需求，结合自身实际，开展安宁疗护服务。充分发挥基金会、慈善机构等社会组织的作用，规范社会捐赠资金、物品的使用，多途径推动安宁疗护发展。在进一步扩大安宁疗护服务供给的基础之上，卫生健康系统应积极发挥内部的信息交流和协调作用，优化安宁疗护服务的资源配置，加快打造三级联动的安宁疗护服务模式，建立安宁疗护服务网络，根据患者需求和供给资源布局，利用安宁疗护转介平台，及时、合理转介安宁疗护患者。

三、进一步建立与完善安宁疗护人才的培养与管理体系

要进一步建立和完善安宁疗护人才的培养与管理体系，为北京市安宁疗护发展提供人才保障与支持。完善安宁疗护人才培养模式，加大专业人才培养力度。通过构建安宁疗护专业学科，设立专业的培训机构和培训项目，加强包括医学、护理、

药学、心理、营养、社会工作、志愿者等多学科安宁疗护专业人员培养。通过设立专业的培训机构和培训项目，提供系统性的安宁疗护知识和技能培训，如临终关怀、疼痛管理、心理支持等方面的培训，着重提高专业从业人员在症状控制、心理支持、预后判断、法律知识、医学伦理、家属沟通等方面的能力，提高安宁疗护服务专业化、规范化水平，提升安宁疗护服务品质和服务能力。因为当前我国尚未将安宁疗护作为独立学科开展人才培养工作，所以医护工作者和社会工作者等安宁疗护服务主体的继续教育是培养安宁疗护专业人才的重要途径与抓手。在医生与护士的继续教育培训工作中，可以通过制定安宁疗护领域的课程纲要，增加安宁疗护服务相关专业知识和服务技能的内容和比重，为已经从事安宁疗护相关工作的医护人员提供研讨会、短期培训课程和学术会议等形式多样的专题培训活动，邀请安宁疗护领域的专家为其提供指导和实践培训，并推动国际合作交流，构建系统化的安宁疗护专业教育培训体系。同时，建立多元化的培养模式，包括培训课程、实践实习和专业导师指导等，以提高安宁疗护专业人才的素质和能力。此外，各地政府还可以与高等教育机构合作，开设安宁疗护相关专业课程，吸引更多的学生参与安宁疗护人才的培养。在人才管理方面，可以通过安宁疗护专业人才储备、招聘和分配，建立人才数据库，推动建立完善的安宁疗护人才管理体系，为安宁疗护机构提供人力资源支持。在职业发展方面，建立职业发展通道和晋升机制，为安宁疗护人才提供发展机会和更好的待遇，探索对安宁疗护机构的科室实施个性化绩效评价制度和待遇激励机制，在绩效考核、职称晋升、评先评优等方面予以倾斜，提高医务人员积极性，推动安宁疗护人才工作的进一步发展。

四、进一步宣传推广死亡教育以提高公众对安宁疗护的认知度

推广普及死亡教育，为安宁疗护发展营造良好舆论环境。首先，充分利用盘活现有资源，通过多种形式宣传推广死亡教育，努力营造全社会关心、支持、参与安宁疗护服务工作的良好氛围。其次，在宣传方面，需不断加大安宁疗护的宣传和社会引导力度，利用多种方式和媒体媒介，面向老年人、重症疾病患者及其照护者开展死亡教育，向其宣传积极应对人口老龄化、加强安宁疗护服务的政策理念，提升其对安宁疗护理念与服务的认可度与接受度。最后，还可以与社会组织及各级院校合作，邀请专业人士和从业者在社区、学校和医院病区等不同场所开展死亡教育活动和安宁疗护的宣传普及活动，提高公众对安宁疗护的认知度。此外，有关部门可提供专项支持，开展生命教育进机构、进社区、进家庭活动，推动各级院校特色生命教育课程的发展。加强对在校师生的宣传教育，将生命教育纳入中小学校健康课程，纳入高等院校、职业院校的选修课程，向在校师生普及安宁疗护理念，引导师生认识、热爱、尊重生命。例如在幼儿园、小学和中学阶段，学校可以通过适应学生年龄与接受程度的方式进行死亡教育，讲授基本的生命科学知识，培养尊重生命的态度，提供有关死亡、丧失和悼念的教育等，逐渐引导学生了解生命的概念、价值和意义，以及生与死的关系。在大学阶段，可以将生命观教育纳入必修课、选修课

或通识课程中，使学生有机会深入学习与生命相关的主题。高校可以结合院校特色开设相关的课程，培养专业人才和提高公众对安宁疗护的认知度。相关部门可以为已有课程提供资金支持和政策倾斜，择优选择相关课程，通过新媒体等多种方式普及推广，进一步扩大影响范围，面向各级各类医疗机构、医养结合机构的医务人员及医学生广泛开展安宁疗护普及性教育，树立新时代生命观和安宁疗护理念。此外，还可以组织开展相关的培训和研讨会，促进学术互动和交流，推动安宁疗护创新发展。

五、进一步探索发展新兴技术在死亡教育与安宁疗护中的应用

进一步探索发展新兴技术在死亡教育与安宁疗护中的应用。一方面，可以充分利用新媒体技术加强死亡教育的宣传与推广，利用短视频、微信公众号、微博等方式，制作并发布有关安宁疗护的宣传内容，引导公众正确理解和对待死亡问题。此外，可以开展在线讲座、网络研讨会和在线培训课程，利用新媒体技术的互动性和便捷性，提高公众对安宁疗护的认知度和接受程度。另一方面，可以加快信息化建设，利用“互联网+”技术开展安宁疗护服务。可以利用北京市老龄健康信息协同与决策支持平台，开发建设安宁疗护管理系统，实现服务机构间信息互联互通，服务资源共享，形成分工明确、程序规范、有序高效的转介机制。通过结合信息技术和医疗健康服务，可以实现远程安宁疗护服务的普及化发展。政府可以支持和鼓励医疗机构和社会组织开发安宁疗护领域的移动应用程序和平台，提

供在线咨询、预约服务、病情管理和家庭护理等功能，探索逐渐形成医疗机构、社区和居家、医养结合、“互联网+”等多种安宁疗护模式。同时，可以推动远程医疗技术在安宁疗护中的应用，通过视频会诊、远程监护和医疗设备远程操作等方式，为患者和家属提供更加便利和高效的安宁疗护服务。有关部门还可不断加强对创新安宁疗护服务模式的支持力度，组织开展死亡教育以及探索安宁疗护领域科研项目的技术创新和合作研究，吸引更多科研机构、高校和企业参与。此外，有关部门可以建立专门的技术应用示范项目，推动新兴技术的落地和推广，加速技术在死亡教育与安宁疗护中的应用进程。

第 5 章

北京市老年宜居环境建设

秦 波 黄石松 郝美竹*

* 秦波，中国人民大学公共管理学院副院长，教授、博士生导师；黄石松，中国人民大学国家发展与战略研究院高级研究员、老年学研究所博士导师；郝美竹，中国人民大学公共管理学院博士研究生。

老年宜居环境建设，立足以人民为中心的基本思想，充分把握老年群体特殊性与个体需求多样性，从建筑、小区、社区、街道四个空间尺度，以及适老居住环境、适老出行环境、适老健康支持环境、适老生活服务环境和敬老社会文化环境五个环境维度展开，为老年群体提供健康宜居的包容性居住与生活环境。当前，北京市老年宜居环境建设取得了显著成就，但还存在改造难度大、政策衔接不足、缺乏多元主体参与等现实问题。据此，未来亟须加强顶层设计，优化资源配置以形成政策合力、引导多元主体共同参与、形成持续优化机制与模式，加快推进老年宜居环境建设，建设国际一流和谐宜居之都。

第一节　老年宜居环境的概念与发展

一、概念内容

随着我国人口老龄化程度加深，老年人对健康服务、健康环境与健康生活的需求愈加迫切。2002 年世界卫生组织提出积极老龄化的六大决定因素，分别是经济、卫生服务、行为、个人、社会和建成环境，可见建成环境已被公认为影响积极老龄化的重要因素。① 2007 年，世界卫生组织倡导的健康老龄化进一步提出，通过改善建成环境促进老年健康具有十分重要的现实意义。②

概念上，老年宜居环境是指从老年人居住环境、出行条件、生活服务等方面出发，通过设施、场所、环境以及服务等方面的支持与改造优化，为老年人提供更加适宜居住和生活的环境条件。其建设的基本原则包括安全性、健康性、舒适性、便捷性等，建设内容涵盖改善公共设施、优化无障碍设计、提高医疗可达性、促进社交互动等多方面，建设目的在于使老年人能够享受到更好的生活质量，提高晚年生活幸福感和获得感。

近年来，老年宜居环境已成为城市规划、公共卫生、公共政策等学科领域对话的热点议题。积极构建老年宜居环境，提供适应老年人基本需求的住房、交通出行、开放空间、活动设施与便利服务等环境条件，有助于加强对老年人的关爱和支持，为居家适老化和社区适老化建设以及更新改造工作夯实基础。

二、发展演变

面对人口老龄化不断加剧的态势，城市规划领域学者从建设好老年人基本居住环境出发，由最开始尝试提出适老化环境概念，再到系统论述城市规划应对老龄化措施，老年宜居环境学术研究和实践探索的深度及广度也在不断丰富和发展。20 世

---

① Active Ageing: A Policy Framework [R]. Geneva: World Health Organization, 2002. https://extranet.who.int/agefriendlyworld/wp-content/uploads/2014/06/WHO-Active-Ageing-Framework.pdf.

② 杜鹏，董亭月. 促进健康老龄化：理念变革与政策创新——对世界卫生组织《关于老龄化与健康的全球报告》的解读 [J]. 老龄科学研究，2015 (12): 3-10.

纪中期，人们进一步认识到老年人在城市中的重要性，并提出了老年友好城市的概念，强调通过改善城市环境，以满足老年人的需求，包括改善步行道、增加无障碍通道、提供公共交通选择以及创建社交和文化活动场所。

老年宜居环境是在不同时期、不同社会文化背景和规划建设思想的指导下，随着社会老龄化趋势的发展而逐渐发展演变的概念。较早的研究和实践关注基础设施及无障碍适老化设施，以帮助老年人克服行动上的障碍。之后逐渐扩展到综合性的社区规划，包括为老年人提供多样化的住房选择、社区环境、服务设施等。

社区环境在老年宜居环境建设中起着关键作用。由于老年人身体和认知功能逐渐下降，活动范围缩小，社区成为老年人主要的活动空间与生活场所。基于适老化理念建设的社区能够满足老年人的基本需求，为他们提供体力活动与社会交往的场所，提高老年人群生活质量，在健康老龄化中发挥重要作用。自世界卫生组织提出健康老龄化概念后，老年宜居环境进一步强调其对老年人社交和活动需求的重要性，注重公共空间与社会文化氛围的营造。①

总体来看，老年宜居环境的概念从最初的住宅宜居性逐渐扩展到日常活动半径区间、居住区范围的无障碍、基础设施建设、体育活动和社会交往的设施与场所、医疗服务便民服务设施、社会与文化支持等多个方面。近年来，老年宜居环境建设开始与新城建设、城市更新相结合，与之相关的康复辅具、健

---

① 于一凡，朱霏飏，贾淑颖，等．老年友好社区的评价体系研究［J］．上海城市规划，2020（6）：1-6.

康科技、设计服务及金融服务的市场空间十分广阔。

三、现实需求

我国老龄化加速发展，老龄工作面临严峻考验。当前，人口老龄化的主要特点有以下几个方面：老年人口规模庞大、老龄化进程明显加快、老龄化水平城乡差异明显、老年人口质量不断提高。

这既是挑战也蕴含着机遇。为了满足老年人的需求，创造更适宜他们生活的环境是实现中国式现代化必须完成的使命。从尊重人的尊严和权益角度来看，老年人作为社会的重要一员，应该享有平等、尊严和有保障的生活。老年宜居环境的建设可以提供舒适、安全、便利的条件，让老年人能够保持自主、独立和尊严。

老年群体本身具有异质性和多元化，有着不同的文化、教育水平、健康状况、经济背景和家庭支持，老年宜居环境建设需要考虑到这些多样性，以提供更符合老年群体需求的服务。而且，老年宜居环境建设能够提升全社会的发展质量，老年人作为一个庞大的群体，拥有丰富的经验、智慧和社会资源，通过为老年人创造舒适、友好且宜居的生活环境，健康状况的改善有助于老年人更好地参与社会事务，有助于促进社会全面发展。[①]

近年来，政府、媒体、社会组织等多方面开始更加重视老年人的权益和福祉。老年宜居环境建设正是响应这种社会关注

---

① 李稻葵，厉克奥博，吴舒钰．从人力资源总量视角分析人口负增长对中国经济发展的影响［J］．人口研究，2023（2）：21-30.

的表现，以人为核心的发展理念逐渐深入人心。老年宜居环境建设是适应新时期高质量发展要求的必然选择，营造适合老年人居住和生活的友好环境，提升老年人的幸福感和生活品质。[①]同时，我国城市发展进入存量更新阶段，对现有城市环境的改造和提升为老年宜居环境建设提供了契机。城市更新和老旧小区改造[②]，可以为老年人在建筑、小区、社区和街道等方面提供更加具有安全性、健康性、舒适性、便捷性和社会性等维度的建成环境，打造适合老年人生活的环境条件。

老年宜居环境建设可以依托并充分把握城市更新、老旧小区改造建设契机。首先，老年宜居环境是城市更新和老旧小区改造的重要目标之一。老旧小区不仅建筑设施老旧，往往居民也相对年长。更新改造过程中涉及的基础设施改善为老年宜居环境提供了基础。其次，城市更新、老旧小区改造和无障碍设施建设不仅对老年人有益，全龄群体包括儿童、残障人士等特殊群体会共同受益。最后，在城市更新、老旧小区改造和无障碍设施建设中，需要综合考虑老年人的需求和特点，老年宜居环境则是在这个需求中特别关注老年群体身体机能和心理健康上的特殊需求，如无障碍设施、适老化设施、便利的交通网络、安全的公共空间等。[③]

事实上，社会互动、代际融合是宜居环境建设的重要组成部分，需要全年龄段的共享共创，因此公共空间也应该在设计

---

① 总报告起草组，李志宏．国家应对人口老龄化战略研究总报告［J］．老龄科学研究，2015（3）：4-38.

② 因推进城镇老旧小区改造、“十三五”规划等政策文件中都有提及“老旧城区改造”“老旧小区改造”，故本书中凡涉及此两种表述之处，均未做硬性统一。

③ 伍小兰．我国年龄友好环境的建设现状和发展趋势分析［J］．老龄科学研究，2022（3）：1-10.

中充分考虑社交活动场所和设施的设置，促进老年人之间的互动和交流。总之，城市更新、老旧小区改造和无障碍设施建设是一个系统性的工作，三者之间存在相互促进、共同受益的关系。需要政府、社区、企业和居民的共同努力，应该在规划、设计、建设和管理各个环节都进行整体考虑，形成协同推进的态势。

第二节 国内外老年宜居环境建设

一、国外建设状况

世界卫生组织发布的《全球老年友好城市建设指南》提出从八个领域推进宜居环境建设，为各国建设老年友好型城市和社区提供基础模板，相关政策和报告指导着各国在老年宜居环境建设方面的实践和措施（见表5-1）。越来越多的国家、城市和社区采用或借鉴该框架，制定相应适老化指南。

表5-1 老年宜居环境建设框架（世界卫生组织）

维度	室外空间和建筑	交通	住房	社会参与
建设内容	干净、绿色、适老、安全、低碳的可达性空间	适老、安全、舒适、便捷、可支付的社区内外交通	适老化改造、优美环境、可支付的舒适住房、房屋维护	丰富程度、可参与程度、社区整合度、减少社区隔离
维度	尊重与包容	市民参与和就业	信息交流	社区支持与健康服务
建设内容	社会尊重、老年人社会公平参与	培训和再就业、企业支持	老年人可接受的信息服务、互联网	服务可达性、急救与应急、志愿者

资源来源：作者自己制定。

日本是较早步入老龄化的国家，在老年友好环境和适老化环境建设方面实践较早，有着丰富经验。如日本老年友好城市标准（Japan's Age-Friendly City Standards）中较早提出了改善街道通行条件、建设无障碍设施等举措。在各个城市的实践中，福冈市注重改善公共交通系统；京都府着重于保护传统建筑和历史街区，积极发展老年友好旅游；东京都在老年友好环境建设方面着眼于社区的角色和功能，鼓励社区居民组织自发形成老年人小组。

其他一些国家的城市也形成不一样的特色和重点领域。英国老年友好社区倡议鼓励社区为老年人提供适宜的住房、交通、医疗和社交服务。丹麦哥本哈根市重视老年人的社交需求，提供社区活动和健康服务，同时也注重老年人的住房设计。新加坡“活跃老年人计划”致力于为老年人提供机会参与社交和文化活动。瑞典的老年友好城市致力于减少老年人的社会孤立。加拿大多伦多市提出“老年友好农村/偏远社区倡议”和“健康多伦多计划”等项目，鼓励城市规划和设计考虑到老年人的需求，提倡安全的居住环境、健康地享受生活以及积极地参与社会，为老年人提供无障碍设施和便捷公共交通，推动健康社区的快速发展。

二、国内发展状况

我国政府一直以负责任的态度积极参与应对老龄化问题的实际行动。2019年11月，中共中央、国务院印发《国家积极应对人口老龄化中长期规划》，2020年10月党的十九届五中全会进一步强调要“全面推进健康中国建设，实施积极应对人口老龄化国家战略，加强和创新社会治理”。

我国在应对人口老龄化社会问题的政策制定上逐步进入积极应对、全面统筹的新阶段，从零散地在各个发展规划中加入老年人口需求，制定相关法律法规保障老年人权益，到形成体系化的老龄事业发展和养老体系建设规划与配套政策。当前，实施积极应对人口老龄化已上升为国家战略，对维护国家安全和社会和谐稳定具有重大意义，是实现新时代高质量发展和全面建设社会主义现代化国家的必然要求。

在政策体系化的演变过程中，对于老年宜居环境建设的重视以及相关的规划和政策也正在逐步形成和完善（见表 5-2）。2009 年，全国老龄办开展了“老年宜居社区”和“老年友好型城市”建设试点工作。2020 年，全国老龄办进一步提出要探索建立老年友好型社区的创建工作模式和长效机制，目标是到 2025 年在全国建成 5000 个示范性城乡老年友好型社区，到 2035 年则在全国城乡实现老年友好型社区全覆盖。

表 5-2　积极应对人口老龄化相关政策文件

序号	年份	政策文件	相关内容
1	1994	《中国老龄工作七年发展纲要（1994—2000 年）》	初步建立具有中国特色的老龄工作体系，形成适应我国人口老龄化社会的条件与环境
2	1996	《中华人民共和国老年人权益保障法》	加强对老年人法律权益的保障。总则第四条明确规定“积极应对人口老龄化是国家的一项长期战略任务”
3	2000	《中共中央 国务院关于加强老龄工作的决定》	要求全党全社会必须从改革、发展、稳定的大局出发，高度重视和切实加强老龄工作，基本实现老有所养、老有所医、老有所教、老有所学、老有所为、老有所乐的目标

（续表）

序号	年份	政策文件	相关内容
4	2009	全国老龄办开展了“老年宜居社区”和“老年友好型城市”建设试点工作	选取了经济比较发达、老龄工作基础较好的东部沿海和东北老工业基地等6个省份的9个城市或城区进行试点
5	2011	《中国老龄事业发展“十二五”规划》	进一步提出推进老年友好城市和老年宜居环境建设，将加强建设养老设施当作主要任务。建立健全老龄战略规划体系……老年宜居环境体系和老年群众工作体系……
6	2016	《中华人民共和国国民经济和社会发展第十三个五年规划纲要》	积极应对人口老龄化作为一章单独列出，提出要促进人口均衡发展，推进老年宜居环境建设，健全养老服务体系
7	2016	《关于推进老年宜居环境建设的指导意见》	为改善老年人生活环境，提升老年人生活生命质量，增强老年人幸福感、获得感
8	2020	《关于开展示范性全国老年友好型社区创建工作的通知》	探索建立老年友好型社区创建工作模式和长效机制。到2025年，在全国建成5000个示范性城乡老年友好型社区，到2035年，全国城乡实现老年友好型社区全覆盖
9	2021	《中共中央、国务院关于加强新时代老龄工作的意见》	打造老年宜居环境。各地要落实无障碍环境建设法规、标准和规范，将无障碍环境建设和适老化改造纳入城市更新、城镇老旧小区改造、农村危房改造、农村人居环境整治提升统筹推进，让老年人参与社会活动更加安全方便
10	2023	《中华人民共和国无障碍环境建设法》	包括总则、无障碍设施建设、无障碍信息交流、无障碍社会服务、保障措施、监督管理、法律责任、附则等内容

资料来源：作者自己整理。

第三节　北京市老年宜居环境建设现状与问题

一、建设现状

中共北京市委、市政府高度重视老龄工作，对老年宜居环境的政策支持力度持续加大。早在“十三五”时期，老龄事业发展规划就被列为市级重点专项规划，并于2017年印发《北京市“十三五”时期老龄事业发展规划》，其将“营造老年宜居环境”作为主要任务。2020年，北京市印发《北京市老旧小区综合整治工作手册》《关于加快推进养老服务发展的实施方案》，提出“以推动老旧小区加装电梯工作为重点，加快推进社区老年宜居环境建设”，“制定居家适老化改造激励政策，对居家适老化改造采取阶梯式补贴”等针对老年宜居环境改造的具体措施。“十四五”期间，北京市继续将老龄事业发展作为专项规划，2021年印发《北京市“十四五”时期老龄事业发展规划》，提出“将老年友好型社会建设的理念贯穿到城市规划、建设、治理的全过程，营造包容、接纳和尊重老年人的社会风尚”。

北京市各部门同样稳步推进老年友好无障碍设施建设。2016年，北京市民政局印发《北京市老年人家庭适老化改造需求评估与改造实施管理办法（试行）》；2018年，北京市残疾人联合会印发《北京市居家环境无障碍改造服务管理暂行办法》。上述政策明确为经济困难老年人家庭实施居家适老化改造，改善老年人的居家生活环境，缓解老年人因生理机能变化导致的生活不适应等提供了依据。

2018 年，北京市规划和国土资源管理委员会发布《北京市无障碍系统化设计导则》，为全市无障碍设施建设与改造提供了基本遵循。2019 年，北京市人民政府办公厅发布《北京市进一步促进无障碍环境建设 2019—2021年行动方案》，建设内容覆盖城市道路无障碍、公共交通无障碍、公共服务场所无障碍等方面。

2021 年，《北京市无障碍环境建设条例》由北京市第十五届人民代表大会常务委员会第三十三次会议通过，并于当年 11 月 1 日起施行。同年，北京市老龄委印发《北京市推进老年友好型社会建设行动方案（2021—2023 年）》，提出从居家生活、家庭关系、社区环境、健康支持、智能应用、交通出行、社会参与、公共服务、人文环境“友好九条”方面营造老年友好环境，针对当前在公共服务、交通出行、智能应用等领域存在对老年人不够友好的现象提出了解决方案。

据北京市老龄委公开数据显示，“十三五”时期，北京市累计完工 132 个老旧小区改造项目，涉及 155 个小区 990 栋楼。其中，老楼加装电梯全年新开工 476 部，共完成 636 部。截至 2020 年底，全市已完成经济困难老年人家庭入户评估 15920 户，实际改造 15801 户。2022 年，国家卫生健康委和全国老龄办联合发布《关于命名 2022 年全国示范性老年友好型社区的通知》，并公布了 2022 年全国示范性老年友好型社区名单，其中北京有 32 个社区入围，在超大城市中位居前列。

二、典型案例

(一) 突出问题与改造内容

在实践中，老年宜居环境建设常常面对问题不清、目标不明、标准不够等问题。在调研中，常有社区领导反映："我们也知道老龄化背景下，老年宜居环境很重要，毕竟社区这么多老人，而且越来越多。但是，什么是老年宜居环境，现在环境问题到底在哪儿?"下文以北京市朝阳区典型社区为例，说明老年宜居环境建设中常常存在的问题以及改造的路径方法。

之所以选择朝阳区典型社区为案例，是因为朝阳区作为北京市中心城区的重要组成部分，毗邻北京通州城市副中心，是北京市中心城区中面积和常住人口规模最大的区域。2018 年北京市朝阳区常住人口中 65 岁及以上人口为 42.8 万人，占常住人口的 11.9%，老年人口规模大、老年人口抚养系数持续上升；高龄人口基数大，老年人口分布不均衡，特殊老年人中失独老人、低保老人占绝大多数。面对如此严峻的老龄化态势，老年人生活面临着诸多挑战。

现以朝阳区典型街道为例，探索老年宜居环境建设的常见问题以及建设模式。选取的典型街道位于朝阳区西南部，65 岁及以上人口占街道总人口的 11.1%，老龄化呈现四个特点：人口老龄化比例较高；高龄老人占老年人口的 28.5%；有护理照料需求的老人占老龄人口比例较高，并且有加重趋势；老年人口较为集中且家庭普遍收入较低。

以世界卫生组织发布的《全球老年友好城市建设指南》为主要依据，对典型街道适老居住环境、适老出行环境、适老健康支持环境、适老生活服务环境、敬老社会文化环境现状及存在问题进行梳理。基于典型街道老年宜居环境存在的主要问题，从建筑、小区、社区、街道四个空间尺度展开分析工作，以客观层面的安全性、健康性、便捷性、舒适性四个维度和主观层面的社会性维度进行指标构建，抓住每个空间尺度老年人最关注的问题进行详细指标构建（见图 5-1）。

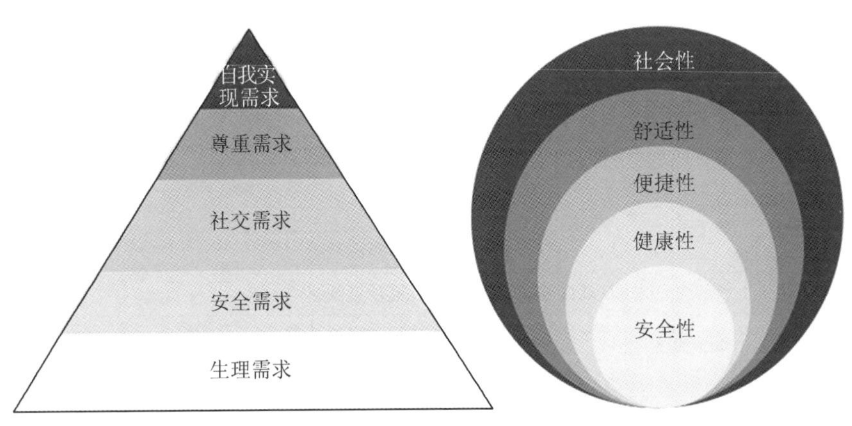

图 5-1　老年宜居环境指标层级

根据老年宜居环境评价指标体系，结合问卷收集、访谈、大数据等技术手段，对客观层面的老年宜居环境实际存在的问题进行总结（见表 5-3）。事实上，这些问题也是我国城市中各个街道层面老年宜居环境方面的常见问题。

表 5-3　街道层面（客观层面）老年宜居环境评价情况[①]

维度	街道		
安全性	客观	道路	公交等出入站速度过快
			人行道距离过长
			人车未分离
			道路存在局部积水
			街边路沿台阶过高
			人行道上存在障碍物
		公共空间	公园、广场等公共场所出入口缺乏无障碍设施
		公共基础设施	公园等健身场所缺乏保护措施
			公共休息椅缺乏靠背、扶手
健康性	客观	为老服务	医疗机构等提供健康支持不够
			养老机构、社区养老服务驿站等为老服务覆盖面积不够
		活动中心	街道活动中心位置不合理、服务范围不足
便捷性	客观	道路	公交换乘站点布局不合理
			公交指引标识缺乏适老化设计
			公交路线缺乏
		公共基础设施	缺乏无障碍停车场
			医疗设施布局距离较远
			养老机构设施数量缺乏
			公园位置较远、可达性差
			大型超市或商场布局缺乏合理性
舒适性	客观	公共空间	公园活动空间缺乏
		公共基础设施	公共场所出入口缺乏无障碍设施
			公共交通缺乏无障碍等候区
			公共休息座椅数量不足
			公共厕所内部空间不足，无法容纳轮椅自由出入
		绿化	街道绿化面积较少
			街道绿化植被存在飘絮现象
			街角口袋公园利用率低

① WHO. Global Age-friendly Cities: A Guide [M]. Geneva: World Health Organization Press, 2007: 9, 20-22.

根据《关于推进老年宜居环境建设的指导意见》所提出的适老居住环境、适老出行环境、适老健康支持环境、适老生活服务环境和敬老社会文化环境五个方面，我们对案例中街乡的老年宜居环境实际现状进行评估，并提出适老化改造建设的优化举措。具体包括以下内容。

适老居住环境：主要关注两方面内容，即老年人住宅的适老化改造和适老住宅的建设，如室内防滑垫铺设、室内厕所改造、室内房门改造，以及室内浴室、厨房墙面等改造。突出的问题是缺乏住宅的报警和紧急求助装置，室内卫生间、厨房等老年人跌倒事件高发区也缺乏扶手防滑设施，老年人的事故预防和事故发生后的求助保障并不到位，老年人的居家安全性不足。

这部分适老居住环境的改善（见图 5-2），根据资源可以采用不同策略。建议与城市更新工作相结合，从更具综合性的角度解决问题。

适老出行环境：除室外出行环境的建设外，适老出行环境还涉及室内到室外的连接（见图 5-3）和室外之间的贯通（见图 5-4），如无障碍扶梯、自主康复区与健身步道等。老旧社区缺乏电梯和无障碍通道的问题比较突出，需要加快探索加装电梯的体制机制，可以进行单元门适老化改造、无障碍坡道改造、室外安全扶手加装，增设无障碍升降平台或爬楼机。在道路交通方面，老年人出行距离短，范围相对固定，多以步行为主，因此问题集中于老年人的步行体验。突出问题表现为道路坑洼不平、地锁等障碍物较多，步行通道较窄且经常被停车占用，人车混行的交通安全威胁大。

可通过增设无障碍电梯、停车空间改造、道路修整及无障

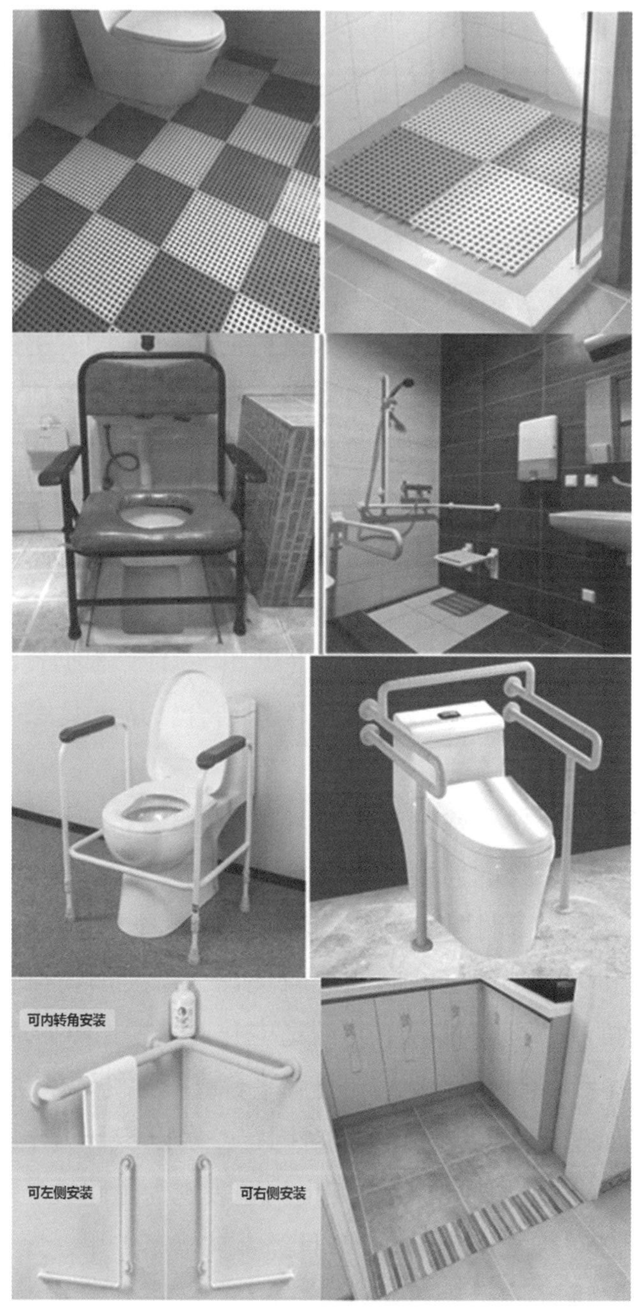

图 5-2　适老居住环境示意图

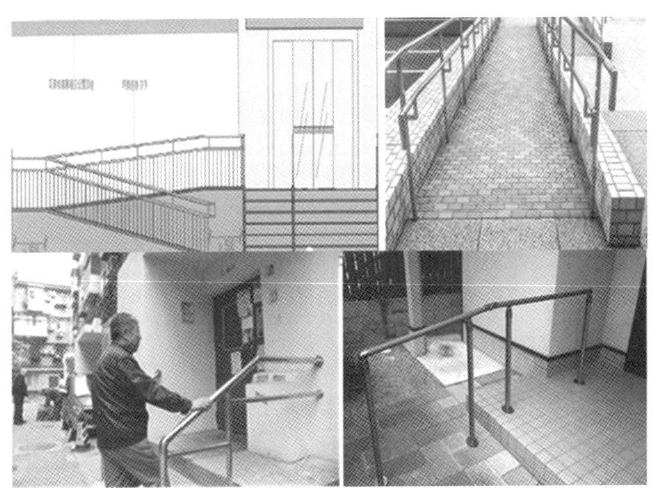

图 5-3　适老出行环境示意图

碍改造（缘石坡道改造、人行道增设安全岛等）、公共交通系统优化等工作进行改善。

适老健康支持环境：主要包括医疗卫生机构和养老机构两大方面，涉及不同类型机构在空间上的布局选址、服务上的适老化内容以及相应监督监管方面政策体系的完善等。这一维度不仅涵盖了空间布局的优化，还包括服务模式、服务内容以及监督监管等多个方面。

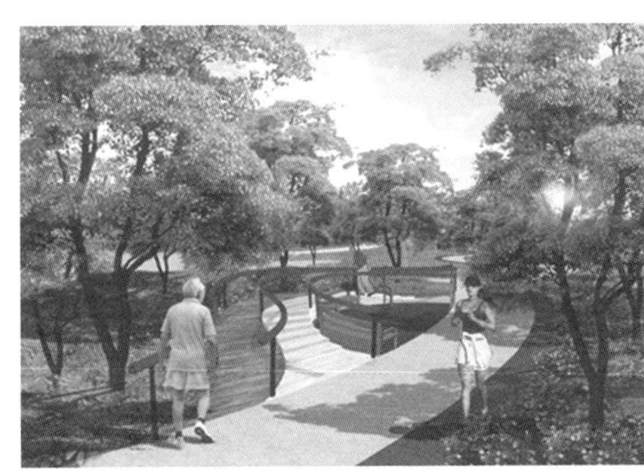

自主康复区

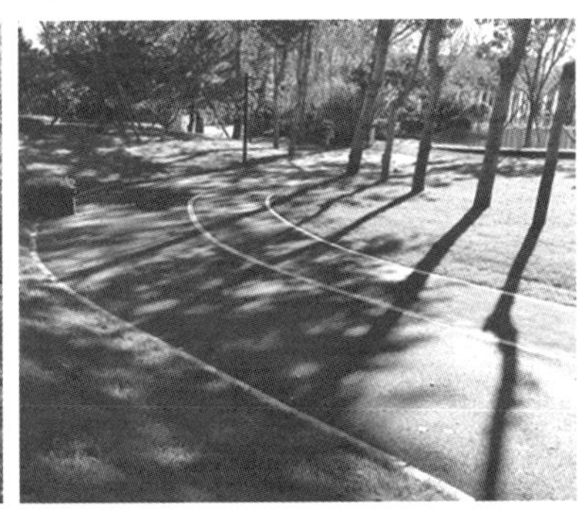

健身步道

图 5-4　适老健康支持环境示意图

适老生活服务环境：主要涉及公共空间、公共设施和生活服务设施。公共空间方面，多数社区的问题在于公共活动空间不足，部分空间存在卫生环境差、缺乏维护等问题导致利用率不高。公共设施方面，公厕布局较少，座椅凉亭等休憩设施、健身器械器材缺乏也被老年人诟病。生活服务设施方面，缺少老年餐桌、菜市场、商店等便民服务设施，老年餐桌和送餐服务的需求非常突出，物业维修相关的物业琐事服务需求大。

敬老社会文化环境：主要体现在三个方面，代际沟通、社区文化活动和社会参与度。在代际沟通方面，各社区存在一定差异，部分社区老年人独居或与老伴居住的比例高，代际沟通不足，老人孤独感强。社区文化活动方面，组织举办次数较少且内容单一，部分活动对老年人没有吸引力，老年人积极性和自主组织的调动不够。各社区老年人参与社区管理的程度普遍较低，意见传达渠道较少。

在翔实调研和问题分析的基础上，从老年宜居环境近期改造内容（见图5-5）及远期改造内容（见图5-6）出发，可以提出如下相应优化举措，供北京其他社区以及我国其他城市借鉴。

一
适老居住环境
住宅适老改造
适老住宅建设
二
适老出行环境
无障碍通道
加装电梯
道路交通
停车问题
三
适老健康支持环境
医疗卫生机构
和养老机构
空间选址
服务内容
监督监管
四
适老生活服务环境
公共空间
公共设施
生活服务设施
五
敬老社会文化环境
社区文化活动
社会参与度
代际沟通
1
2
3
4
5

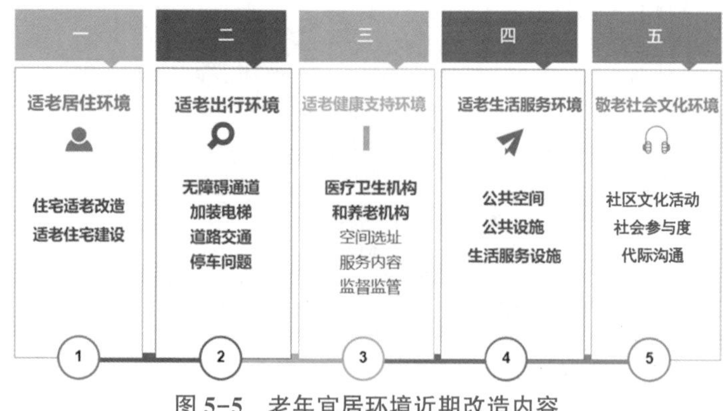

图5-5　老年宜居环境近期改造内容

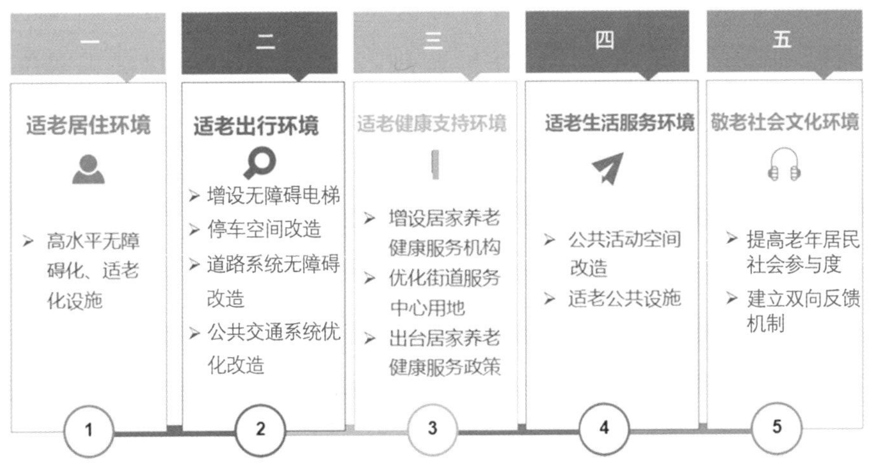

图 5-6　老年宜居环境远期改造内容

(二) 老年宜居环境建设标准化

总体上看，当前老年宜居环境建设取得了一些进展，但各地在评价标准设定、实施路径安排上各有不同。适老宜居环境建设在城市公共建筑、养老设施、医疗设施等特定功能区域的适老化改造方面，在单体住宅建筑和室内适老化改造方面出台了相应的规范。但是从居住小区、居住区，乃至城市街区的层面，从公共绿化系统、公共交通系统、公共空间和半公共空间等方面尚没有对从不同尺度、不同维度、不同内涵提出老年宜居环境建设标准。

标准化工作可以为老年宜居环境评估、建设改造、运行管理和监督评价等工作的开展提供重要支撑，以确保老年宜居环境建设的探索能够行稳致远，始终走在我国老年友好城市建设前列，发挥首都的表率示范作用。

下面同样以北京市朝阳区为例，介绍老年宜居环境建设标准化方面的实践工作，相关工作可为我国其他城市提供借鉴。

根据朝阳区的人口老龄化特点和区位特征，选取具有代表性的典型街（乡）案例，完成实地调研、问卷调查、深度访谈等文本与数据资料收集工作，对老年宜居环境建设标准化现状及需求展开分析，最终形成标准体系建设思路，进而编制《朝阳区老年宜居环境建设标准体系》，最终研制并发布《老年宜居环境整合服务指南》团体标准。

具体工作内容与技术流程包括以下内容。

开展朝阳区老年宜居环境建设标准化现状及需求分析，形成研究报告。根据朝阳区典型街（乡）老年宜居环境建设的前期实践，按照国家和北京市对标准化工作的相关规定和操作规范，强化问题导向和需求导向，深入分析老年宜居环境建设的重点方向与标准化现状及需求（见图 5-7），提出促进朝阳区老年宜居环境建设的建议，形成《朝阳区老年宜居环境建设标准化现状及需求分析报告》。

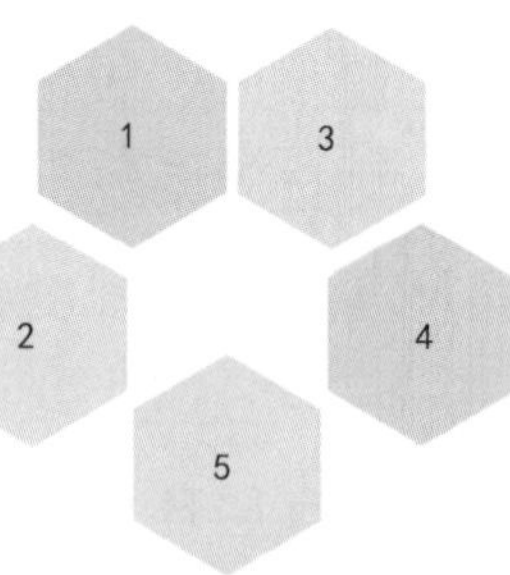

图 5-7　老年宜居环境建设标准化现状及需求

研究分析《朝阳区老年宜居环境建设标准体系》。以朝阳区典型街（乡）建设实践为基础，系统分析、宏观布局，搭建构成合理、结构完整、覆盖全面、规范协调，并具有朝阳特色的老年宜居环境建设标准体系框架和明细表。撰写形成《朝阳区老年宜居环境建设标准体系》编制说明送审稿。

研制重点标准，并准备立项申请资料。在《朝阳区老年宜居环境建设标准体系》总体框架基础上，形成老年宜居环境建设标准体系思路图（见图5-8）。从建设范围来看，包括住宅环

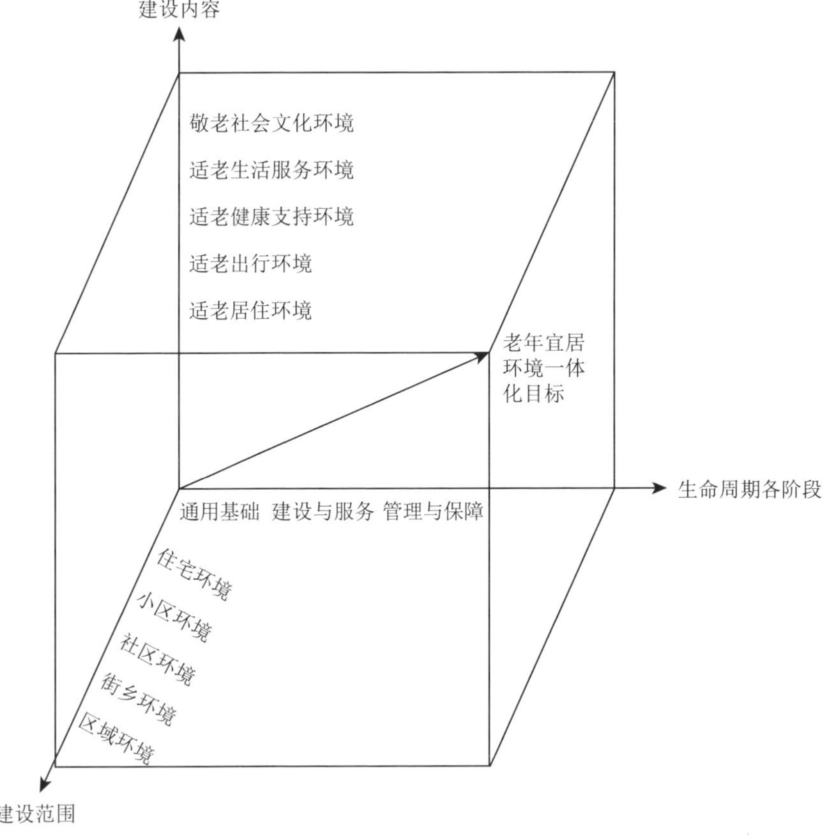

图5-8　老年宜居环境建设标准体系思路图

境、小区环境、社区环境、街乡环境、区域环境五个层面。朝阳区老年宜居环境建设标准体系包括通用基础标准体系、建设与服务标准体系、管理与保障标准体系三个子体系，13 个二级子体系。

完成《老年宜居环境整合服务指南》团体标准编制。2022 年 5 月 27 日，中国标准化协会正式发布《老年宜居环境整合服务指南》。该指南作为项目主要成果，明确了老年宜居环境的总体要求、一般框架，同时也细化了适老居住、适老出行、适老健康支持、适老生活服务、敬老社会文化等方面的服务功能与要求。标准文件适用于老年宜居环境的建设、营造、服务和管理工作。

标准化框架包括 11 个章节：范围、规范性引用文件、术语和定义、总体要求、一般框架、适老居住、适老出行、适老健康支持、适老生活服务、敬老社会文化以及监督管理要求。《老年宜居环境整合服务指南》如下（见图 5-9）。

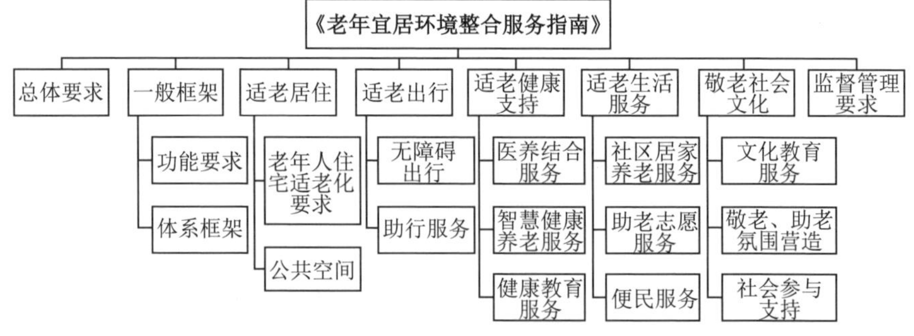

图 5-9　老年宜居环境建设标准化框架

建立老年宜居环境建设标准体系，推动形成了新时代老年宜居环境建设的技术规范，建设模式上以北京市各区老年宜居环境建设的成功实践为基础，建立健全构成合理、结构完整、覆盖全面、规范协调的北京市老年宜居环境建设标准体系，从而初步解决老年宜居环境“建什么”“怎么建”的问题，全面改善老年人生活、出行、养老、就医、社会文化环境，增强老年人获得感、幸福感、安全感，有助于打造北京市老年宜居环境建设标杆，形成老年宜居环境建设长效机制，为“实施积极应对人口老龄化国家战略”提供实践示范。

三、问题总结

基于北京市老年宜居环境建设现状及对典型案例的深度调研，现对北京市老年宜居环境建设中存在的主要问题进行系统化梳理。

（一）老年宜居环境建设碎片化特征明显

老年宜居环境建设是在城市建成环境存量更新的大背景下进行的。长期以来，快速的城市化与工业化致使北京市老年友好城市的建设环境基础差、底子薄、历史欠账多，建设内容连续性差，碎片化特征明显，老年宜居环境尚未系统性地展开。

建设难点及重点有必要聚焦以下三个方面：一是体现在老年人居住空间不足，老年人需要适宜的居住环境，房屋改造不足、居住空间狭小、住宅老旧等问题影响了老年人的生活质量，尤其是 20 世纪八九十年代较早建成的小区密度高、卫生差、缺乏基础公共服务设施，改造难度更大。二是交通不便利，存在交通设施可能不够友好、缺乏无障碍设施、公共交通站点距离较远、线路通达性差等问题，限制了老年人的出行和社交活动。

三是社区友好环境公共空间建设滞后，缺乏绿地、广场等公共开放空间，可达性差，数量质量有限，更缺少适老化、无障碍化设计，同时存在文化娱乐设施、健身设施不足等问题，难以满足老年人的多样化需求。老年友好环境建设方面滞后，导致老年人在日常生活中面临诸多不便。[①]

（二）建设过程缺乏完善的多元主体参与机制

老年宜居环境建设需要政府、市场、居民等多元主体共同参与，然而市场力量难以调动，社区社会资本不足，居民意见不一、难以协调是建设难以推进的直接阻碍因素。老年宜居环境建设需要政府和市场的共同参与和协作。然而，在实际中，政府和市场之间的合作机制尚未完善，缺乏有效的沟通和协调，导致双方的作用发挥不充分；市场在老年宜居环境建设中提供的动力还不够充分。这可能是因市场机制有待完善、信息不对称、回报不明确、外部性差等问题所致。

一是市场机制有待完善，企业在涉足老年宜居领域时可能面临不确定性和风险。缺乏明确的市场准入规则、激励措施等可能导致市场主体不愿进入或投资不足。二是信息不对称可能导致投资决策的不确定性增加，不利于投资者对市场需求、竞争格局等方面的准确判断。三是较长的回报周期与市场追求短期收益相矛盾，导致投资不足，影响可持续发展与经验复制。四是企业面临需求预测难题，老年人口的变化和需求较难准确预测，市场主体难以确定在未来的市场中如何调整自己的业务模式和投资方向。

---

① 窦晓璐，约翰·派努斯，冯长春．城市与积极老龄化：老年友好城市建设的国际经验［J］．国际城市规划，2015（3）：117-123.

社区作为老年宜居环境建设的基础单位，社区社会资本的发展不足。缺乏充分的社区组织和社会参与，难以动员和调动社区居民的积极性和创造力。此外，在城市更新和老旧小区改造中，老年人的声音和意见往往没有得到充分的听取和尊重。缺乏老年人的参与会导致设计和改造结果与他们的实际需求不符，无法真正达到老年宜居环境的目标。

（三）建设活动缺少有针对性的综合政策

在实施老年宜居环境建设时，与城市更新、老旧城区改造等相关政策之间缺乏明确的政策衔接和协同合作机制。这导致各项政策的落地执行衔接不畅，影响了老年宜居环境整体建设效果。此外，老旧城区所面临的违规违建、产权不清、质量参差、结构老旧、年久失修等历史性问题也为进一步适老化、无障碍建设等工作带来困难。老旧城区的历史遗留性问题可能会对进一步的适老化和无障碍建设工作带来较大困难，这是当前特大城市面临的共同挑战。[①]

老旧城区在老年宜居环境建设方面的问题主要表现在：一是老旧城区的建筑大多年代久远，建筑结构老化，不适合直接进行适老化和无障碍改造。这可能需要进行大规模的结构加固、改造，增加了成本和工程难度。二是受用地规划限制，老旧城区的用地规划可能不适合开展老年宜居环境建设，存在用地混杂、功能分散等问题，需要进行整体规划和调整。三是老旧城区通常具有悠久的历史文化价值，因此在进行改造时需要考虑如何保护这些文化遗产，而保护与改造之间可能存在矛盾。四

① 吴志强，伍江，张佳丽，等．“城镇老旧小区更新改造的实施机制”学术笔谈［J］．城市规划学刊，2021（3）：1-10.

是社会居民配合及适应问题，老旧城区居民利益难以协商一致，进行改造可能会给他们的生活带来干扰，为老年宜居环境建设中的适老化和无障碍设施的增设以及改造带来一定阻力，需要考虑他们的利益和适应情况，提供妥善的安置手段，帮助居民在建设过程中短期过渡。五是老年宜居环境建设需要大量的资金投入，包括基础设施改善、社区服务设施建设、无障碍设施的安装等。然而，目前资金投入不足的情况较为普遍，限制了老年宜居环境建设的进展。

（四）建设实践面临路径依赖与权责不清双重困境

在老年宜居环境的建设中，有关部门面临着路径依赖和权责不清的双重困境，这两大问题相互交织。有关部门在过去的决策和做法上形成了惯性，难以及时调整或转变策略，路径依赖可能导致政府部门对新的问题和挑战反应迟缓，缺乏创新和灵活性。

同时，在老年宜居环境建设中，存在部门权责模糊交叉等问题，责任不够明晰，部分政策之间存在摩擦，工作推进困难，为政策实施和项目落地带来阻碍。[①] 这些问题可能导致资源分散、决策滞后，缺乏跨部门合作和沟通，从而影响老年宜居环境建设的推进。

① 胡湛，彭希哲．应对中国人口老龄化的治理选择［J］．中国社会科学，2018（12）：134-155+202.

第四节　北京市老年宜居环境建设未来展望

一、加强老年宜居环境建设顶层设计

一是要转变规划理念与方向。城市规划和建筑设计是百年大计，在进入深度老龄化社会之前，推进老年宜居环境规划与建设具有重大意义。北京市应将老年宜居环境建设纳入城市发展的整体规划中，将老年人的需求和利益置于优先地位，用以人为本的理念引导城市发展。制定全面的老龄事业发展规划，关注适老化、无障碍建设，提供更宜居的建筑、小区、社区和街道等多个空间尺度，安全性、健康性、舒适性、便捷性、社会性等多个维度的建成环境，为老年人打造宜居环境。

首先，北京市老年宜居环境建设需要积极推动老龄事业与产业、基本公共服务与多样化服务协调发展，努力满足老年人多层次多样化的环境需求；其次，制定全面的老龄事业发展规划，围绕适老居住环境、适老出行环境、适老健康支持环境、适老生活服务环境、敬老社会文化环境的建设改造和优化提升需求，建立健全构成合理、结构完整、覆盖全面、规范协调的老龄事业发展规划。

二是要持续推进老年宜居环境建设标准化工作。标准化建设有助于老年人的权益保障、宜居环境质量的整体提升、后期强化管理和进度评估、促进老龄产业健康有序发展。然而，我国老年宜居环境建设标准化工作尚处于起步阶段。首先，核心和关键内容仍不够完善，还应包括环境指标、设施设备、服务标准、安全保障等诸多因素的整合标准；其次，目前的标准体系还不够完善和系统，各地标准不一致，需要进一步统一和补充；再次，标准制定后的实施和落地存在一定困难；最后，标准参与度不高，单一部门及组织难以推动标准立项实施。

三是要完善政策学习与扩散路径。政策学习与扩散是推动北京市老年宜居环境建设至关重要的一环，以促使政府、社区和居民共同努力。首先，政府部门应该加强对老年宜居环境建设政策的学习和研究，形成科学、系统的政策措施，定期邀请专家组织专题培训和学习交流会；其次，应积极开展调研，了解老年人的真实需求、困难和意见，确保政策的针对性和可行性；最后，通过制作宣传资料、举办宣讲会或座谈会、开展培训和教育活动、创新宣传形式等方式进行政策扩散，增加居民对老年宜居环境建设的认知、理解和支持，有助于老年宜居环境建设的后续推动。

二、优化资源配置以形成政策合力

一是各级政府部门应加强协调合作，形成政策合力，促进各类资源的有效整合和共享。加强城市更新行动、老旧城区改造工作与老年宜居环境建设的衔接，整体规划，综合考虑基础设施、交通、公共空间等因素，促进老年宜居环境的整体提升。城市更新和老旧城区改造往往涉及多个部门和利益相关方，需要建立跨部门协作机制，确保各方利益得到平衡，并广泛听取居民的意见和建议，尊重他们的权益，减少对居民生活的干扰。制定合理的补偿和安置政策，保障受影响居民的合法权益。明确各级政府部门、社区组织和企事业单位在老年宜居环境建设中的职责和权力，并建立相应的协调机制和责任追究机制，确保各方履行自己的责任。加强跨部门合作和协调，明确各部门在老年宜居环境建设中的职责和权限，形成合力，推动工作的顺利进行。

二是优化资源配置。首先，需要完善部门间信息共享和沟通机制，加强联动协作，避免路径依赖和边界不清的问题，避免重复工作，提高资金使用效率；其次，强化政策评估和监督机制，加强对老年宜居环境建设工作的监测和评估，推动问题的及时发现和解决；最后，合理配置专业人员，包括规划师、设计师、社工等，提高建设过程中的专业化水平，保障质量和效果。

三、引导多元主体共同参与

调动多元主体参与，这已成为老年宜居环境建设的关键一环。以党建带动老年宜居环境建设，政府、企事业单位应承担责任，还需要引入市场机制和社会组织力量，共同推动建设工作的进展。加大对老年宜居环境建设的政策支持力度，明确相关责任部门，并设立专门机构负责协调和监督工作的落实。提供激励措施引导企事业单位和社会组织参与老年宜居环境建设，创新服务模式，提高老年宜居环境建设的效率和质量。

一是坚持党建引领。党建引领是老年宜居环境建设的重要保障。推动老年宜居环境建设纳入国家和地方的发展规划和老龄事业规划，为各级政府提供指导性意见。党建引领推动相关政策制定和实施，落实资源配置，加强组织协调，并监督工作的落实。发挥党员志愿者、党员群众等力量，开展老年宜居环境建设的宣传教育活动。

二是注重市场参与。市场的积极参与是老年宜居环境建设的重要推动力量。市场机制可以引入更多社会资源和创新力量，提供更多的产品和服务，满足老年人的需求。首先，政府加大对社区适老化和无障碍设施建设的支持力度，鼓励社会资本介入，提供优惠政策、土地资源等支持措施，吸引更多的投资者关注和投资老年宜居环境建设；其次，鼓励企业和服务提供者增加对社区适老化和无障碍改造的投入和服务模式创新，推动开发适应老年人需求的产品和服务，提高市场力量在老年宜居环境建设中的调动能力。

三是积极培育社区社会资本。社区社会资本是指社区内部的各类资源、力量和网络关系，包括社区组织、志愿者、居民自发行动等。志愿者团队等组织推动社区自治和居民自治意识的形成，积极开展文化娱乐、健康促进等社区活动，吸引居民参与社区事务，培养居民之间的紧密联系和互助精神，提高居民对老年宜居环境建设的参与度。

四、形成可持续的建设机制与模式

一是坚持动态评估。动态评估是对老年宜居环境建设的效果和问题进行定期评估，以及根据评估结果进行调整和改善的过程。首先应建立老年宜居环境建设的评估机制，明确评估周期和评估标准，确保评估工作的连续性和科学性。其次是收集相关数据，包括老年人的满意度调查、服务投诉情况等，进行数据分析，了解老年人的实际需求和问题所在。最后应基于评估结果，及时发现问题和不足之处，并制定相应的改进方案，确保老年宜居环境的建设不断适应老年人的需求。

二是及时了解和把握老年人的切实需求。定期对老年人进行调研，及时调整建设工作方向。推进多元主体参与建设过程，充分发挥老年人在决策过程中的主体地位，鼓励他们积极参与规划、设计和评估等环节，确保建设工作符合实际需求。考虑老年人群体的异质性，提供差异化的服务，满足不同老年人的个体化需求，实现精准化支持。

三是建立反馈沟通渠道。建立顺畅的反馈沟通渠道是促进老年宜居环境建设不断改进的重要手段。建立老年人对环境建设的反馈机制，鼓励他们提出意见、建议和投诉，并及时跟进处理。提供多样化的反馈渠道，对老年人的反馈进行及时回应，并积极采取措施解决问题。

四是形成“评估—改进—优化—再评估”的持续优化链条。老年宜居环境建设是一个不断演进的过程，需要持续优化，再改进再评估。在建设工作中及时总结经验教训，发现问题并采取相应措施进行优化，以提高服务质量和效果。进而，根据优化情况，持续评估优化，并在进一步改进后实施再评估，以不断优化改造方案形成经验总结。

第6章

北京市养老志愿服务时间银行发展与展望

陈　功　王英英　索浩宇　张宸睿*

* 陈功，北京大学人口研究所所长，教授、博士生导师；王英英，北京大学人口研究所博士研究生在读；索浩宇，中国宏观经济研究院社会发展研究所研究实习员；张宸睿，北京大学人口研究所硕士研究生在读。

时间银行于20世纪90年代引入中国后，上海、广州、南京和北京等地积极探索，并结合我国人口老龄化国情将时间银行主要实践于社区养老服务领域。目前养老功能已成为时间银行在我国养老志愿服务应用中体现得最基础和最广泛的功能，时间银行已融入社区治理，不仅成为社会治理的有效平台和工具，而且成为社区养老互助模式的重要补充，有效地增加了互助养老的服务供给，缓解了老年人社会养老服务的供需矛盾，担负着应对人口老龄化的重要职责。本章节主要分为四个部分：阐述时间银行基本概念、国际时间银行发展状况、中国时间银行本土化经验以及北京市养老志愿服务时间银行的探索实践。

第一节　时间银行基本概念

一、时间银行的缘起和发展

1973年，在日本老龄化问题日益突出的背景下，水岛照子（Teruko Mizushima）组织成立了志愿义工网络，旨在鼓励年轻人为需要帮助的老年人提供志愿服务，这被认为是时间银行的雏形。时间银行的兴起与发展同美国爆发的经济危机息息相关。在经济萧条时期，随着美国失业率的攀升，经济上节约开支的需求促使越来越多的美国人参与到社区的交换服务活动当中。各大媒体、报刊也不断将人们在社区内部交换服务的活动视为经济危机的连锁反应并大肆报道。以时间银行为代表的社区交换服务体系开始被推广到全国层面并引起重视。1980 年，美国学者埃德加·卡恩（Edgar Cahn）正式界定了时间银行的概念，认为市场对振兴社区、促进社会公正等重要工作无法给予合适的金钱报酬，因此不能将金钱作为衡量产品和服务的唯一标准，应该寻找另一种方式来记录、奖励、回报人们做出的贡献。这种时间银行倡导“时间”和“公益”挂钩，强调社区成员将闲散的时间加以利用，帮助有需要的人，把帮助所付出的时间以虚拟货币化的形式存储起来，当自己有需要时从中支取“已存储时间”①，以换取他人为自己提供的服务。

目前，在日本、韩国、澳大利亚、新西兰、中国、塞内加尔、捷克、瑞士、德国、阿根廷、以色列、希腊和西班牙等国家和地区均有多个名为“时间银行”的不同组织或机构，它们广泛应用于互助养老、医疗服务、社会救助、社区融合等多个场景。

二、时间银行的概念和价值

一般认为，“时间银行”由埃德加·卡恩提出。他将“时间银行”定义为调动社会闲置劳动力资源，以时间等值交换的形式完成服务的供需匹配，从而有效提高社会福利。时间银行的理论基础包括合作共产理论、社会交换理论、社会福利理论等。

---

① 吴振东，郭奕冲，吴梦甜，等. 论我国时间银行发展优势、原则与措施［A］//北京大学研究生院、北京大学人口研究所、北京大学老年学研究所、北京大学 APEC 健康科学研究院、国际工程技术协会、国际经济管理学会、国际数据科学与人工智能学会. 第三届北京大学老龄健康博士生论坛论文集［C］. 2018：10.

卡恩系统总结了时间银行所提倡和践行的五种核心价值[①]，包括：(1) 资产，我们每个人都有一些能与他人分享且有价值的事物。(2) 重新定义工作，有些形式的工作无法用金钱衡量，如促进儿童健康、维护和谐的家庭关系、促进社区发展、维护民主体制运转、促进社会公正等。时间积分可以通过奖励、认可和表彰等方式来激励人们投身于这些无法用金钱来衡量的工作。(3) 互惠，双向的帮助会让服务的效果更好。(4) 社交网络，通过彼此间的互相帮助，可以重构一个充满社会支持、社会力量和人际信任的社区。(5) 尊重，每个人都值得被尊重。当有社区成员不被尊重的时候，我们都会受到这种行为带来的伤害。

三、本土化时间银行的概念与适用范围

时间银行模式于20世纪90年代引入中国，此后，上海、广州和北京等地积极探索，并结合我国人口老龄化国情将时间银行主要实践于养老服务领域。历经多年发展，各地通过实践积累了丰富经验，取得了一定的成果。时间银行概念在本土化过程中延承了国外时间银行的两层含义，既是不分人群的时间货币或者时间积分储蓄、消费、交换的一种机制或者平台，也是基于时间银行机制或平台的实体组织或者机构。且在延承的基础上与我国优秀传统文化紧密融合，并在不断适应新时代发展需要的过程中，其内涵与外延得以逐步拓展。[②]

我国时间银行在本土化过程中，产生了许多各具特色的时

① Cahn E. No More Throw-away People：The Co-production Imperative [M]. Essential，2000.

② 陈功，黄国桂．时间银行的本土化发展、实践与创新——兼论积极应对中国人口老龄化之新思路 [J]．北京大学学报（哲学社会科学版），2017 (6)：111-120.

间银行实践，出现了“道德银行”“爱心银行”“公益银行”“京彩时光”等各具特色和偏重的名称。这些“银行”虽名称各异，但其内核没有本质区别，即志愿者参与服务活动，然后将自己所提供的服务以时间为单位记录在自己的个人时间存储账户，等到需要帮助的时候，可以申请在账户中支取相等的服务时间。[①] 随着时间银行在我国的不断发展，其日益成为应对人口老龄化的第三条道路，有利于挖掘老年人力资本，充分释放我国的人口红利和人才红利，为应对长寿时代挑战提供了可能路径，并不断促进社会建设和老龄友好社会持续发展。努力探索时间银行的创新模式并使之符合我国社会发展的要求，实现本土化，将赋予时间银行新的生命力。

第二节　国际时间银行发展状况

一、国际时间银行研究现状

国际时间银行在漫长的发展史中，使用范围十分广泛。起初，时间银行主要用于应对因高失业率、经济滞胀导致的社会福利下降等问题，通过调动社会闲置劳动力资源向他人提供所需服务，从而有效地缓解社会矛盾；其后，社会经济概念诞生，而时间银行也被定位为社会经济的一种创新模式，即该模式适用于各种非货币化的非营利交换活动；再其后，时间银行使用

---

① 王晓露.“爱心银行”服务模式研究——以深圳 B 工业园区“爱·储存”服务项目为例［D］. 合肥：安徽大学，2017.

范围更为广阔具体，被推广应用于协同合作、社区建设等领域。[1] 由于国外较早进入老龄化社会，利用时间银行互助模式满足老年人服务需求、创造社会资本及促进老年人健康等，以支持其更好地应对人口老龄化问题是十分重要的发展方式。其作用主要有以下三个方面。

（一）通过低成本互助缓解养老压力

在较早进入人口老龄化的国家，时间银行已成为应对人口老龄化相关问题的重要工具，且成本效益显著。以日本为例，时间银行的诞生发展均伴随人口老龄化的快速演进，对人口老龄化引发的老年人再就业、老年健康、人力资本开发和社区养老等问题做出了积极回应。[2] 时间银行还能有效减轻家庭照护压力，帮助老年人实现居家养老，减少对机构照护资源的利用[3]，通过劳动成果的延期支付缓解未来养老压力。研究发现，每向时间银行投入1英镑，其产生的社会价值为5.76英镑（净回报），最大受益者是时间银行会员及其家庭成员。[4]

（二）促进老年人参与社会，创造社会资本，实现积极老化

在英国、美国，时间银行常被认为是一种创造社会资本的

---

① 林佩娜，刘旺华，陈卓立，等．时间银行模式研究述评与展望［J］．改革与开放，2020（11）：1-9．

② 陈功，索浩宇，张承蒙．共建共治共享的社会治理格局创新——时间银行的可行路径分析［J］．人口与发展，2021（1）：16-24．

③ Timebank USA. Timebank［EB/OL］. 2009，［2023-01-04］. https：//timebanks. org.

④ Timebanking UK. Our Vision for the Transformation of Social Care for Adults—Social Franchising［R］.（2020-05-05）［2022-02-18］.

工具，特别是在被社会排斥的人（如老年人、残疾人）中。[①]一方面，时间银行通过将受社会孤立的群体纳入其社会网络[②③]，促进会员间的相互联系和信任以培养社会资本[④⑤]；另一方面，时间银行能够有效助力构建更有凝聚力、复原力以及更安全的社区。[⑥]

（三）助力老年人健康，实现健康老化

研究发现，时间银行对身体健康、精神健康、社会心理健康均有积极影响。一方面，个体参与时间银行这一行为本身可以产生积极的健康结局[⑦]及减少健康不平等[⑧]；另一方面，个体通过参与时间银行获得利用预防性健康服务的机会，进而降低患病风险，使得就诊次数减少。[⑨⑩]

---

① Collom，E. Engagement of the Elderly in Time Banking：The Potential for Social Capital Generation in an Aging Society ［J］. Journal of Aging & Social Policy，2008，20：414-436.

② G. Seyfang，K. Smith. The Time of Our Lives：Using Time Banking for Neighborhood Renewal and Community Capacity Building. London，U. K.：New Economics Foundation，2002，6.

③ Collom，E. Community Currency in the United States：The Social Environments in which it Emerges and Survives ［J］. Environment and Planning，2005，37：1565-1587.

④ Lasker J，Collom E，Bealer T，et al. Time Banking and Health：the Role of A Community Currency Organization in Enhancing Well-being ［J］. Health Promotion Practice，2011，12：102-115.

⑤ North，P. Complementary Currencies ［M］. The Routledge Companion to Alternative Organization，London：Routledge，2014.

⑥ Burgess G. Evaluating the Public Health Outcomes of the Cambridgeshire Time Credits Project：Final Report ［R］. Cambridge Centre for Housing and Planning Research，2017.

⑦ Seyfang Gill. Harnessing the Potential of the Social Economy? Timebanks and UK Public Policy ［J］. International Journal of Sociology and Social Policy，2006（9-10）：430-443.

⑧ Burgess G. Evaluating the Public Health Outcomes of the Cambridgeshire Time Credits Project：Final Report ［R］. Cambridge Centre for Housing and Planning Research，2017.

⑨ Kim E. S.，Konrath S. H. Volunteering is Prospectively Associated with Health Care Use Among Older Adults ［J］. Social Science & Medicine. 2016（149）：122-129.

⑩ Wu M. J.，Chou Y. H. Exploratory Study on the Implementation of Time Banking in Taiwan：Perspectives from Social Network Analysis ［J］. Journal of Community Work and Community Studies，2017（2）：45-96.

二、国际时间银行代表性案例：澳大利亚时间银行

澳大利亚时间银行由新南威尔士州社区管理办公室于 2012 年 10 月引入建立，其初衷在于鼓励社区中的互助志愿服务，以及帮助社区成员融入社区。与其他欧美国家的时间银行不同，政府在澳大利亚时间银行的发展过程中起到了重要推动者的作用。澳大利亚的时间银行并非由民间自发建成，而是由官方牵头发起。政府对时间银行的支持不仅体现在提供持续的财力支撑，还体现在政府聘请了专门的监督和评估机构，以保证时间银行的科学运行。在政府的支持下，辅以澳大利亚社会浓厚的志愿氛围，时间银行在短时间内获得了快速的成长，从最初的四处试点城市扩展至新南威尔士全州，并继续扩展至邻近的维多利亚州和昆士兰州，进而发展成全国性的志愿组织乃至世界上最大的时间银行之一。澳大利亚时间银行的志愿活动每个月都非常活跃，志愿活动的规模也在不断扩大，单次志愿活动时长从建立之初的 4.8 小时增长至 6.9 小时，同时时间银行所提供的互助志愿服务也不断多样化。目前时间银行的志愿服务范围十分广泛，包括了监管、艺术创作、教学和运动等各个方面，而其中又以提供照料服务这一项占比最大。

从澳大利亚时间银行的发展来看，其重要经验之一在于从建立至今不断接受第三方的评估，以便政府确定时间银行分阶段的成效和不足。评估的第三方须对时间银行的未来发展提供针对性建议，并提供报告。对时间银行的相关评价报告，在新南威尔士志愿中心的网站上进行公示，接受公众监督。历次的评估报告对时间银行的发展做出了重要贡献。例如，第三方评估肯定了时间

银行在小型社区中推动志愿服务的重要意义，促进了时间银行继续以小型社区为服务方向；报告建议减少政府的干预，增加了时间银行的自主性；报告指出扩大了时间银行和就业市场的联结对用户的激励作用，增加了时间银行对于用户技能学习的关注；另外，报告还对不活跃用户进行分析，研究如何更好地吸纳新成员，提供了诸如扩展社交媒体等新的宣传途径和解决方案。

2022 年 3 月，新南威尔士州政府将时间银行系统移交给澳大利亚智慧（Jnana Australia），一家位于澳大利亚的国际经济、政治和社会福利咨询公司。移交后，新的条款规定取消了会员在加入后两周内进行首次交易并在一年内至少参加 6 项活动的要求，也提出了成立时间银行公益金、设置积分上限、取消先有积分才能获得服务的规定、如果存在交易税费由会员协商承担等一系列新规定。

整体来看，澳大利亚时间银行的推广伴随着较好的反响和效果。时间银行的用户对于互助志愿的体验反馈良好，对志愿活动有较高的满意度。新南威尔士州的时间银行用户抽样调查表明，70%的用户认为参与时间银行带来了良好的自我感受，78%的用户表示互助志愿体验非常良好或者良好。时间银行明显提高了志愿者的社区归属感，也提升了志愿活动的积极性，还对参与用户的心理健康起到了积极的促进作用。

三、启示与建议

国际时间银行发展过程中的经验和教训对我国实践时间银行模式、激活人力资本，以及积极应对人口老龄化具有重要的借鉴意义。

（一）老老互助是正式照料体系的重要补充

在老年照料需求不断扩大的趋势下，提倡老老互助是未来应对人口老龄化的重要新思路。澳大利亚通过时间银行等互助志愿机构进行志愿者牵线，鼓励有能力的老年人帮助社区中有需要的老年人。这一方面帮助老年人回归和参与社会，为老年人赋能，提高社区凝聚力；另一方面，老老互助也成为对正式照料体系的重要补充，缓解老年照料压力，鼓励老老互助之风是未来缓解我国正式照料体系巨大压力的新方向。

（二）建立统一的记录及兑换平台

时间银行的运行需要统一的记录、兑换和风险防范体系。如果时间银行只停留在基于社区、本地的纸质账本或地区性的记录兑换体系，一旦发生人员居住地迁移、管理人员调换，就会出现诸多信息流失的问题。而且，信息发布和共享平台不统一，也直接导致交换的供给和需求匹配不够充分；兑换体系的不统一，还直接导致人们对于时间银行信誉问题和风险承担能力的怀疑。故而，建立统一的记录、兑换和管理运营体系十分重要。

（三）加强第三方评估监督

从澳大利亚时间银行的发展来看，其重要经验之一在于其从建立至今不断接受第三方评估。澳大利亚时间银行在得到政府的介入和资金支持的同时引入了第三方评估机制，以此来倒逼机构在服务和运营管理环节不断提升资金使用效率，扩大用户数量并不断提升用户满意度。因此，在我国发展时间银行模式时，引入第三方的评估机制，由专业机构承担评估责任，不失为促进老年志愿服务发展的新思路。

(四) 加强本土化创新和实践

时间银行要想在我国立足，在积极应对人口老龄化的过程中发挥积极作用，必须加强时间银行的本土化实践研究，要立足我国的国情进行大胆的探索、创新、研究和总结。时间银行发展的早期阶段，很多地区在应对人口老龄化和在地养老的压力中建立了时间银行。但随着时间的推移，越来越多的时间银行开始注重结合各个年龄阶段人群的力量，将年轻人融入进来，丰富时间银行的人群结构。越来越多的实证研究也表明时间银行在年轻人群体中也能发挥良好的作用。[①] 我国时间银行的发展也要坚持本土化的实践经验，要注重探讨如何引导年轻人更好地融入、参与志愿服务过程当中。只有从我国的本土国情出发，将时间银行的运作模式扎根中国文化和特色当中，才能更好地发挥时间银行在积极应对人口老龄化和提升社会治理能力中的重要作用。

第三节　中国时间银行本土化经验

自时间银行引入我国，其功能定位即是以“横向共济”来解决老年人的自养困境。[②] 随着人口老龄化、高龄化、失能化

---

① Marks M. B. Time Banking Service Exchange Systems：A Review of the Research and Policy and Practice Implications in Support of Youth in Transition［J］. Children and Youth Services Review，2012（7）：1230－1236. https：//timebanking. org/wp-content/uploads/2020/05/5. -Social-franchising-report. pdf.

② 穆光宗．建立代际互助体系走出传统养老困境［J］. 市场与人口分析，1999（6）：33-35.

及志愿服务渐获社会认可，时间银行得以加速发展。[①] 目前，时间银行在我国发展的历史已有 30 余年，已经形成了一定的数量和规模，养老功能成为其在我国实践应用中体现得最基础和最广泛的功能。时间银行已融入社区治理，不仅成为社会治理的有效平台和工具，而且成为社区养老互助模式的重要补充，担负着应对人口老龄化的重要职责。[②] 研究中重点探索利用时间银行应对人口老龄化的理论和实践问题，同时呼应我国最新的政策要求。

一、时间银行作为为老服务和产品供给体系的有力补充

时间银行互助养老模式可以丰富养老资源[③]，增加互助养老的服务供给[④]，缓解老年人社会养老服务的供需矛盾[⑤]，使家庭间养老服务资源的分配达到最优[⑥]，促进养老资源的可持续发展[⑦]，完善社区居家养老服务体系[⑧]。总的来说，时间银行缓

① 陈功，黄国桂．时间银行的本土化发展、实践与创新——兼论积极应对中国人口老龄化之新思路［J］．北京大学学报（哲学社会科学版），2017（6）：111-120.

② 陈功，索浩宇，张承蒙．共建共治共享的社会治理格局创新——时间银行的可行路径分析［J］．人口与发展，2021（1）：16-24.

③ 祁峰，高策．发展“时间银行”互助养老服务的难点及着力点［J］．天津行政学院学报，2018（3）：19-25.

④ 郑红，李英，李勇．引入社区货币对互助养老时间储蓄的作用机理：应对人口老龄化的金融创新［J］．财经研究，2019（5）：72-83.

⑤ 陈际华．“时间银行”互助养老模式发展难点及应对策略——基于积极老龄化的理论视角［J］．江苏社会科学，2020（1）：68-74.

⑥ 王柳鸿．时间银行机制设计：一个新货币主义方法［D］．上海：华东师范大学，2023.

⑦ 黄海娜．时间银行式互助养老服务模式化发展路径探索［J］．新金融，2019（7）：58-63.

⑧ 祁峰，高策．发展“时间银行”互助养老服务的难点及着力点［J］．天津行政学院学报，2018（3）：19-25.

解了不断扩大的老年照料和服务压力[①]，更有利于形成可持续的为老服务链。另外，有学者基于劳动强度[②]、服务质量[③]、工资水平[④]等制定了新的时间积分兑换机制，证明该机制能够有效提升时间银行养老志愿服务供需匹配的精准度[⑤]。

二、时间银行作为基层社区和社会治理的平台和工具

研究表明，时间银行通过构建公开、透明的信息平台，完善信用体系，扩大了社会交换与分配机制的作用，实现地区间社会资本的跨区域流通，提升社会治理体系和治理能力的现代化水平。[⑥] 同时时间银行的价值理念、兑换规则、服务内容、参与方式等也不断依据现代社会文化的创新和发展，在本土化的过程中，时间银行实现了与我国社会治理方式相适应。在个人治理领域表现为促进人的现代自觉，包括思想观念、素质能力、行为方式及社会交往的现代自觉[⑦]，增强老人自我价值感[⑧]，培

---

① 陈功，黄国桂．时间银行的本土化发展、实践与创新——兼论积极应对中国人口老龄化之新思路［J］．北京大学学报（哲学社会科学版），2017（6）：111-120.

② 杨琴．基于时间价值的社区互助养老模式思考［J］．黑龙江人力资源和社会保障，2021（7）：38-40.

③ 李晓燕，孙林，方萍，等．我国“志愿时间银行”问题研究——现状、问题及对策［J］．劳动保障世界（理论版），2013（1）：94-97.

④ 陈伟，陈玉馨．无酬服务价值化视角下互助养老模式“时间银行”中的服务定价问题研究［J］．中国集体经济，2020（34）：114-115.

⑤ 王海瀛．时间银行养老志愿服务积分模型及其应用研究［J］．标准科学，2022（11）：55-60.

⑥ 陈功，索浩宇，张承蒙．共建共治共享的社会治理格局创新——时间银行的可行路径分析［J］．人口与发展，2021（1）：16-24.

⑦ 丁志刚．论国家治理体系及其现代化［J］．学习与探索，2014（11）：52-57.

⑧ 蔡婷婷，曹梅娟．国内外时间银行下的互助养老模式研究现状［J］．护理学杂志，2016（10）：111-113.

养大学生的敬老意识和社会责任感①；在社会治理领域表现为增进邻里关系及社区和谐②，继承和弘扬传统文化③，促进社会信任建设④，助力孝亲敬老社会环境的构建等⑤。

三、时间银行作为挖掘人口红利的重要途径

卓越的人力资本存储技术是时间银行的核心能力⑥，时间银行通过增加可用人力资源数量⑦、提高人力资源质量⑧、优化人力资源结构、促进人力资源开发能力提升⑨，使人力资本更具流动性和可持续发展潜力，极大地扩充了劳动力供给，在促进个体及家庭参与社区治理、提供养老服务中发挥了重要作用⑩，使时间银行成为应对人口老龄化的一种低成本战略⑪。研

---

① 罗永珍，郑洁如．基于时间共享机制的养老服务模式构建问题研究［J］．中阿科技论坛（中英文），2022（7）：89-93.

② 李明，曹海军．老龄化背景下国外时间银行的发展及其对我国互助养老的启示［J］．国外社会科学，2019（1）：12-19.

③ 胡金东，马小霞．老龄化背景下“时间银行”互助养老模式的难点与着力点——基于南京市的探索实践［J］．创新，2022（1）：99-108.

④ 王柳鸿．时间银行机制设计：一个新货币主义方法［D］．上海：华东师范大学，2023.

⑤ 郭奕冲，吴振东，闫晶宇，等．从老龄化与人力资源开发视角看时间银行的发展［A］//北京大学研究生院，北京大学人口研究所，北京大学老年学研究所，北京大学APEC健康科学研究院，国际工程技术协会．第三届北京大学老龄健康博士生论坛论文集［C］．2018：10.

⑥ 王柳鸿．时间银行机制设计：一个新货币主义方法［D］．上海：华东师范大学，2023.

⑦ 张韩冬．积极老龄化视角下时间银行互助养老问题研究［D］．咸阳：西北农林科技大学，2023.

⑧ 周张宁，沈佳英，潘云菲，等．基于大健康背景下的高校医康养人才培养模式改革初探［J］．中国农村卫生，2022（6）：29-33.

⑨ 郭奕冲，吴振东，闫晶宇，等．从老龄化与人力资源开发视角看时间银行的发展［A］//北京大学研究生院，北京大学人口研究所，北京大学老年学研究所，北京大学APEC健康科学研究院，国际工程技术协会．第三届北京大学老龄健康博士生论坛论文集［C］．2018：10.

⑩ 陈功，索浩宇，张承蒙．共建共治共享的社会治理格局创新——时间银行的可行路径分析［J］．人口与发展，2021（1）：16-24.

⑪ 樊婷婷，陈松林，高丽杰．时间银行互助养老模式研究综述［J］．长春理工大学学报（社会科学版），2022（3）：71-77.

究表明，除引导个人积极参与外，时间银行还能成功引导家庭成员参与到服务交换中。①

四、时间银行作为优化财富第三次分配的重要路径之一

时间的意义在于通过对有限生命时间的充分利用，最大化地发挥其社会价值，将个体生命价值的提升与社会发展相结合。充分利用闲暇时间，是进一步发挥个体社会价值的重要路径。②③ 实践证明，时间银行可以促进全体人民参与慈善捐赠、志愿服务，扩大社会资源供给总量，以互助互惠促进知识、技能、信息的人际流动和社会资源的增值，并通过信息化手段促进社会资源有效和有序分配，助力构建了第三次分配安全保障体系，为构建符合我国国情的第三次分配制度提供了选择。④

综上所述，国内时间银行在延续国际时间银行的概念与内涵的基础上，拓展了时间银行的理论内涵与实践领域，为创新推动实施积极应对人口老龄化国家战略的后续研究奠定了理论基础，但尚未形成中国特色的时间银行系统理论。在应用层面，通过互助缓解养老问题是国内外时间银行的基本功能，但国外进一步探索了时间银行在社会资本、健康促进中的应用；与之相比，国内从优化财富分配路径、扩大劳动力供给、丰富为老

① 王柳鸿．时间银行机制设计：一个新货币主义方法［D］．上海：华东师范大学，2023.

② 陈功，黄国桂．时间银行的本土化发展、实践与创新——兼论积极应对中国人口老龄化之新思路［J］．北京大学学报（哲学社会科学版），2017（6）：111-120.

③ Timebanking UK. Our Vision for the Transformation of Social Care for Adults—Social Franchising［R］.（2020-05-05）［2022-02-18］.

④ 吴振东，汪洋，陈功．时间银行视角下第三次分配的路径挑战及优化［J］．理论月刊，2022（8）：61-70.

服务资源并促进精准匹配、利用科技创新智慧养老模式，以及推动构建老龄友好社会环境等领域探索了时间银行的创新应用，以较低成本探索解决了部分人口老龄化问题。然而，以时间银行来推动实施积极应对人口老龄化国家战略，在理论、政策和实践层面尚存在一些值得系统梳理、深入研究和明确回答的问题。

第四节　北京市养老志愿服务时间银行的探索实践[①]

一、北京市养老志愿服务时间银行政策历程梳理

2022 年北京市老龄办、市老龄协会发布的《北京市老龄事业发展报告（2021）》显示，2021 年北京人口老龄化程度进一步加深，60 岁及以上常住人口占比首次突破 20%，65 岁及以上常住人口占比首次突破 14%，北京市正式进入中度老龄化社会。面对老龄工作新情况，北京老龄事业的顶层设计不断优化，已先后出台多项涉老政策积极应对中度人口老龄化新格局，涉及养老服务、健康服务、医养结合分类保障等各个方面。[②] 其中，发展养老志愿服务时间银行是北京市积极应对人口老龄化挑战，发展互助养老模式，助推老龄事业发展，缓解养老志愿服务压力的重要举措之一。

① 全国范围内包括北京市时间银行的表述，经历了一系列变化，故本小节中涉及“北京市养老志愿服务时间银行”“北京市养老服务时间银行”等表述未做硬性统一。

② 何贤．北京发布应对中度老龄化报告［N］．中国人口报，2022-09-06（001）．

北京市早在2011年《关于进一步加强我市养老（助残）精神关怀服务工作的指导意见》中就已经提出“探索建立全市统一的‘时间银行’志愿服务储蓄机制和服务补贴机制”。后于2021年12月31日正式颁布《北京市养老服务时间银行实施方案（试行）》，于2022年6月1日正式实施。2022年，北京市政府工作报告首次将发展“时间银行”互助养老模式作为市政府一项工作任务明确提出。2023年8月22日，北京市民政局等部门印发《北京市养老志愿服务“京彩时光”工作规范（试行）》，秉承“今天存时间，明天换服务”的精神，依托全市统一的养老志愿服务“京彩时光”信息平台（以下简称“京彩时光”信息平台）记录和存储服务时间，用于兑换养老志愿服务，虽然名称有所变化，但其运行原理和理念机制仍然是时间银行。本节按照时间先后顺序将北京市养老志愿服务时间银行的相关政策文件的发布时间、政策名称、颁布部门和主要内容梳理如下（见表6-1）。

表6-1 北京市养老志愿服务时间银行主要政策目录

发布时间	政策名称	颁布部门	主要内容
2011.3.23	《关于进一步加强我市养老（助残）精神关怀服务工作的指导意见》[①]	北京市民政局、北京市卫生局、北京市老龄工作委员会办公室、北京市残疾人联合会	建立健全养老（助残）精神关怀服务者招募、培训和奖励机制，探索建立全市统一的“时间银行”志愿服务储蓄机制和服务补贴机制

① 北京市民政局．关于进一步加强我市养老（助残）精神关怀服务工作的指导意见［A/OL］．（2011-3-23）［2023-8-15］．https：//mzj.beijing.gov.cn/art/2011/3/23/art_9368_22954.html.

（续表）

发布时间	政策名称	颁布部门	主要内容
2020.5.22	《关于加快推进养老服务发展的实施方案》①	北京市人民政府办公厅	支持公益组织开展养老服务。培育扶老助老性质的公益组织，支持其参与养老服务机构建设和运营管理、养老产品开发。建立养老服务时间储蓄体系
2021.12.31	《北京市养老服务时间银行实施方案（试行）》②	北京市民政局、北京市财政局、共青团北京市委员会	重点围绕时间银行管理体系、服务主体与服务内容、需求发布与服务对象、时间储蓄、转移和兑换机制、服务评价激励监督机制等方面，从总体安排、重点任务、保障措施三部分，制定具有首都特色的、科学的养老服务时间银行制度规范，搭建养老服务时间银行信息管理平台，建立数据开放共享机制，逐步构建“政府主导、通存通兑、权威统一”的养老服务时间银行运行机制
2022.4.27	《北京市民政局关于面向社会公开招募养老服务时间银行信息管理平台建设和运营机构的公告》③	北京市民政局	面向社会公开招募本市养老服务时间银行信息管理平台的建设和运营机构，搭建本市养老服务时间银行信息管理平台，实现身份认证、需求发布、服务响应、满意度评价、时长记录、服务兑换等环节的全程信息化，确保本市养老服务时间银行有序推进

① 北京市人民政府办公厅. 北京市人民政府办公厅印发《关于加快推进养老服务发展的实施方案》的通知［A/OL］.（2011-3-23）. https://www.beijing.gov.cn/zhengce/zhengcefagui/202005/t20200522_1906324.html.

② 北京市民政局. 北京市养老服务时间银行实施方案（试行）［A/OL］.（2021-12-31）. https://mzj.beijing.gov.cn/art/2021/12/31/art_9372_25662.html.

③ 北京市民政局. 北京市民政局关于面向社会公开招募养老服务时间银行信息管理平台建设和运营机构的公告［A/OL］.（2022-4-27）. https://mzj.beijing.gov.cn/art/2022/4/27/art_371_628586.html.

（续表）

发布时间	政策名称	颁布部门	主要内容
2023.8.22	《北京市养老志愿服务“京彩时光”工作规范（试行）》①	北京市民政局、北京市财政局、共青团北京市委员会	共八章38条，主要明确了服务对象及养老服务志愿者的注册和认证、权利和义务，以及对违规情形的处理；如何申请成为养老志愿服务组织方、养老志愿服务组织方的认证、养老志愿服务组织方的权利和义务，以及对违法违规情形的处理；“京彩时光”信息平台的作用、时间币的功能及获取方式；养老志愿服务活动在需求申请、服务开展、服务评价等各个环节的具体要求；以及经费保障、健全激励机制、加强风险防范处置等工作要求
2023.9.26	养老志愿服务“京彩时光”信息平台②	北京市民政局、北京市财政局、共青团北京市委员会	搭建全市统一的“京彩时光”信息平台并开通微信小程序，为养老志愿服务组织方、志愿者和服务对象提供注册、认证、供需对接、服务记录等全流程功能支持

根据2023年8月22日发布的《北京市养老志愿服务“京彩时光”工作规范（试行）》（以下简称“《工作规范》”），北京市正在建立养老志愿服务时间银行的“北京方案”。

从服务对象和服务提供方来看，年满60周岁的北京市常住居民可注册成为“京彩时光”信息平台的服务对象，优先为养老服务机构内老年人、居家高龄空巢（含“双老”家庭）、高

① 北京市人民政府. 北京市民政局等3部门关于印发《北京市养老志愿服务“京彩时光”工作规范（试行）》的通知［A/OL］.（2023-8-22）［2024.3.4］. https://www.beijing.gov.cn/zhengce/zhengcefagui/202310/t20231023_3284547.html.

② 人民网.“京彩时光”养老志愿服务平台上线［EB/OL］.（2023-9-28）［2024.3.4］. http://health.people.com.cn/n1/2023/0928/c14739-40086880.html.

龄独居、重度或中度失能失智、重度或中度残疾、计划生育特殊家庭和经济困难且行动不便的老年人，以及持有时间币的老年人（以上统称“京彩时光优先服务对象”）提供养老志愿服务。年满18周岁、热心公益事业、身心健康的本市常住居民均可注册成为养老服务志愿者，鼓励和支持未满18周岁的在校学生，在其监护人为申请者的带领下参与养老志愿服务。且首次提出养老志愿服务组织方的概念，依法登记的志愿服务组织和养老服务机构可申请成为养老志愿服务组织方。

从运营方式和通存通兑来看，“京彩时光”信息平台为北京市养老志愿服务组织方、养老服务志愿者和服务对象提供注册、认证、需求发布、供需对接、服务记录、诉求反映，以及时间币存储、结算及流转等支持功能。将时间币作为兑换养老志愿服务等的凭证，时间币具有存储、兑换、赠予等功能属性，可在本市行政区域范围内跨区兑换养老志愿服务。按照“1个小时养老志愿服务等于1个时间币”的原则，根据服务结束后确认的服务时长自动结算时间币并记录存储，持有时间币的养老服务志愿者达到60周岁且有服务需求时可兑换养老志愿服务，但不可兑换实物或货币。

从服务内容来看，主要分为协助服务、情感慰藉、文体活动、培训讲座、法律援助、健康科普、指导防范金融和网络风险等几大类服务，包括送餐服务、陪伴聊天、文体活动、厨艺培训、智能设备培训、法律咨询、健康知识宣传、心理健康服务、防范网络诈骗、防范金融诈骗等十项服务小类。对服务内容、服务专业性、服务资质要求和服务对象进一步明确。

从稳定性及可持续发展来看，北京市养老志愿服务鼓励和支持全社会为老年人提供志愿服务，并推动这种服务产生的资源在个人、家庭、社会间形成良性的可持续的循环。年满 18 周岁、热心公益事业、身心健康的北京市常住居民，或北京市未满 18 周岁的在校学生在其监护人的带领下参与养老志愿服务的，均可成为志愿者并建立对应的个人账户，提供志愿服务并积累“时间币”，“时间币”可自用可转赠。将养老服务志愿者拓展至全社会的范围，通过时间的存储和兑换，来支持引导低龄老年人及其他人员帮助高龄老年人以及失能、失智等特殊老年群体，促进养老志愿服务时间银行的稳定和可持续发展。运营服务的资金来源纳入年度区级财政预算，列入区民政局部门预算安排，各区可通过社会捐赠、募集等方式筹集运营服务启动经费。“京彩时光”信息平台的开展情况由各区民政部门负责加强监督和管理。

二、北京市养老志愿服务时间银行典型案例

（一）城市地区：北京市一刻公益社区发展服务中心

北京市一刻公益社区发展服务中心（以下简称“一刻公益”）是 2014 年 12 月在北京市民政局注册的社会组织，其使命是探索建立社区服务公益活动常态化机制与志愿者反哺机制，吸引、激励社会服务类企业与社区居民公益服务持续对接，促进社会治理模式的创新与社会治理方式的改进。一刻公益的运行模式为：平台发布任务—志愿者参与活动—平台核算服务时长—通过加盟商换取服务与实物。该机构开展的活动主要分为八大类，分别为社区服务、爱心服务、绿色环保、文化教育、医疗卫生、赛会服务、应急救援和城市运行。作为全国第一个

公益与商业结合、同基层政府合作、线上线下结合的虚拟社区平台，一刻公益目前的活动开展方式为线上线下结合，线上发布活动、累计公益时长，线下开展活动、享受反哺服务。主要以微信公众号、志愿者服务卡、专用结算系统、商户联盟、社区公益活动五种形式推送。

总结该案例有以下四个突出的特点。

第一，建立公益活动组织、公共服务输出和商业服务提供三者有机结合的良性生态模式，通过资源链接和多方合作，实现商户和消费者相互促进的良性循环，促进可持续发展。通过一刻公益对社区活动进行设计策划与宣传公示，并在活动中邀请周边商户参与，协助商户在社区树立形象品牌。参与平台的商户越多，对居民的吸引力也越大，广大的居民可以在生活中的各个领域享受优质优惠的服务。同时，居民加入志愿服务，志愿者队伍越来越壮大，也能给签约商户带来更多的客源，提升商户的收益，促进商业服务的完善与发展。逐步实现吸引居民—吸引商户（收取一定的管理服务费）—反哺志愿者—吸引更多居民加入的良性循环。

第二，通过严格的公示监督、星级荣誉、优惠折扣等监督管理和激励机制，吸引、激励志愿者，最大化地促进公益活动的常态化。该组织借鉴“志愿北京”的形式，在此基础上制定了更加明确的监督管理机制，志愿者在参加志愿活动后，志愿活动时长将公示两周，并在两周内接受公众的检举。同时，还进行了精神和物质上的奖励。注册志愿者积累的时长达到一定值，就可以依次申请不同星级的优秀志愿者荣誉，服务时长累计 100 小时、300 小时、600 小时、1000 小时和 1500 小时的志愿者，可以依次评定为一星、二星、三星、四星和最高五星级志愿者。并且志愿者的星级越高，在社区的加盟商处消费时享受的折扣和优惠就越多，在社会服务等方面享受的关爱与帮助也会越多。

第三，通过一刻公益与商业结合、同基层政府合作，创新时间银行和政企社联动的新模式，建立有效的资源反哺机制，与我国社会现实相适应。首先，扩大了志愿活动的范围，不仅仅局限为对社区高龄老年人的照料，更广泛地满足了社会需求；其次，扩大了志愿者群体的范围，不仅仅局限为老年人群体中相对较为年轻的低龄老年人群体，而是覆盖了全社区各年龄人群，增加了志愿者人数，更广泛地提高了社会参与度。让服务商积极地参与关爱空巢老人等志愿活动中，以身作则；同时也为广大志愿者提供了各个领域的优质服务岗位，在社会形成了弘扬志愿精神的良好风尚。

第四，资金来源多样，多元支柱实现稳定的可持续发展。该机构成立之初的经费来自个人和社会捐赠，2014 年 12 月成立了北京一刻公益基金会，由基金会出资成立北京市一刻公益社区发展服务中心。在成立初期，由一刻公益基金会提供的经费为 300 万元，占运营经费的 100%。后期随着日常运营收入的增加，占比逐渐降低。目前，该机构的日常运营收入主要来自政府购买服务，占全部收入的 80%左右，其他 20%主要为社会单位支持。

（二）农村地区：北京市怀柔区六渡河村时间银行

2020 年，北京市民政局通过公开招标指定市老年志愿者协会执行“时间储蓄志愿服务体系建设”项目，怀柔区渤海镇六渡河村被确定为时间银行的农村试点，北京市第一家村级时间银行志愿服务站在渤海镇六渡河村建立。六渡河村老年驿站由村老年协会运营，为村里约 150 名老人提供老年餐、理疗等养老服务。志愿者在六渡河村参加餐食配送、老年食堂帮厨、陪同就医、洗衣打扫、家政维修、干农活等服务，都可以获得积分，根据服务类别、服务时长和客户满意度，积分额度不等。服务积分可兑换课程、物品、老年餐等，或者获得相应的回馈服务，从而鼓励大家踊跃参加志愿活动。

总结该案例有以下三个突出的特点。

第一，立足实际，因地制宜，具有鲜明的农村特色。六渡河村时间银行从一开始就关注农村的实际情况和农民的实际需求，在此基础上探索出了具有农村特色的志愿养老模式。志愿者可通过帮助老人做家务、干农活积攒服务时长，也可以通过在老年食堂帮厨来获得积分，服务项目的设置更加适合农村老年人的需求和能力。对于既有养老需求，精力又比较充沛的低龄老人来说，“志愿养老”或可成为一种新的养老模式。

第二，志愿服务、互助养老与乡村振兴相结合。六渡河村时间银行志愿服务站由该村老年协会管理运营，通过设立时间银行志愿服务站，与村、社区居委会一同加强志愿服务品牌化建设、时间银行系统的规范化建设、时间银行回馈系统建设以及志愿服务信用体系建设，共同促进志愿服务工作的全面发展。该时间银行主要的志愿服务者由低收入户、守家待业的妇女及低龄老人组成，他们通过帮助高龄老人打扫卫生、洗澡、代买药、送饭和把衣服送到洗衣房清洗等志愿服务，获得时间积分。六渡河村时间银行积极动员各级力量和资源，上下联动，形成合力，集中力量办大事。一方面，向老年人提供为老服务，促进志愿服务长效开展，推动乡村互助养老、志愿养老的体系建设；另一方面，补充村民就业岗位，使志愿者参与到美丽乡村建设中来，促进六渡河村整体发展。

第三，政府支持主导，社会组织运营，通过综合施治实现资源共享，相互借力，形成合力。六渡河村时间银行由北京市民政局公开招标，市老年志愿者协会执行，村老年协会具体运营，接受政府部门管理和监督，分工明确，资源共享。

三、总结与展望

我国人口老龄化具有进程速度快、老年人口数量大、家庭结构小型化及核心化趋势明显、养老服务需求大等现实背景，为与我国传统互助思想相呼应且能够促进互助养老的“养老服务时间银行”提供了较好的发展机遇。北京市于2021年正式进入中度老龄化社会，同样面临着严峻的人口老龄化挑战和养老服务需求。努力探索时间银行“北京方案”的创新模式并使之符合首都超大城市经济社会发展的要求，将赋予时间银行新的生命力。

（一）持续完善相关制度，推动养老志愿服务规范化

《工作规范》目前还处于初步试行阶段，主要是在宏观层面上为养老志愿服务的发展提供了一定的制度保障，但是在微观层面上，仍然缺少针对各区实际、具体操作方面的详细规定，精细化管理程度不足，缺乏详细、规范、系统、合理的时间计量标准、志愿者培训、志愿服务评价与监督机制。因此，既要

立足于我国实际国情和时代背景，也要重视北京市的实际情况和发展现状，关注劳动效率、劳动强度和技术含量，初步设立不同等级的服务，按照不同服务内容进行时间货币折算，建立清晰的指导政策和完备的法律法规，为实际的运营管理提供具体指导和规范参照。要提供专业性的护理培训和技能训练，打破服务覆盖范围仅限于基本生活需求的困局，向高水平的医疗保障、失能老年人的疾病照护等层面延伸，为养老志愿服务的丰富和可持续性发展提供服务供给保障。还要重视养老志愿服务的评价与监督制度，引入第三方监督机构，公开评估报告和相关信息，接受公众监督。

（二）拓宽资金来源，实现多方协同参与

长期稳定的资金支撑是实现养老志愿服务和时间银行良性发展的关键保证，目前政府购买服务是北京“京彩时光”信息平台的主要资金来源，《工作规范》中要求，各区应结合实际，将购买“京彩时光”信息平台第三方运营服务等必要工作经费纳入年度区级财政预算，列入区民政局部门预算安排。提出各区可通过社会捐赠、募集等方式筹集运营服务启动经费。未来的发展需要鼓励政府、企业、社会组织、公益组织、高校、志愿者等多方力量协同参与，通过综合施治实现资源共享，拓宽资金来源，建立多元化的资金和服务供给渠道，相互借力，形成合力；需要坚持时间银行养老志愿服务与党建工作深度融合，充分发挥党组织和党员的模范带头作用，通过党建引领，促进志愿服务参与和基层群众服务；同时需要重视鼓励宣传，不断强化志愿精神和志愿文化的宣传和建设，完善激励机制，通过示范效应，感染带动更多人参与到时间银行养老志愿服务的队伍中，以“共建共治共享”的方式，推动社会公共利益的最大化，实现多方协同，进一步提升基层社区治理效能。

（三）不断提升服务质量，推动服务内容全面化

受身体状况、教育水平、收入状况和家庭构成等多重因素的影响，北京老年人的养老需求表现出多样化和层次化的特征，存在较大差别。《工作规范》中明确了服务清单列举的初步的服务项目，涵盖了送餐服务、陪伴聊天、文体活动、厨艺培训、智能设备培训、法律咨询、健康知识宣传、心理健康服务、防范网络诈骗、防范金融诈骗等共十项专业及非专业的养老服务，基本满足老年人的生活需求。但仍是以低龄健康的老年人为主，缺乏看病就医陪同、高水平的医疗保障、失能老年人的疾病照护等养老服务。因此，需要进一步完善养老志愿服务的内容，不断提升服务质量，真正满足老年人“老有所养”、“老有所医”和“老有所乐”等方面的养老需求，切实提高老年人的生活水平。同时各区要根据本区老年人实际状况和志愿者专业特色、分布情况等，优化养老志愿服务时间银行的服务内容，推出满足个性化服务需求、因地制宜的服务项目。

（四）重视城乡差异，促进城乡均衡发展

北京市人口老龄化的发展具有明显的中国特色，城乡差异显著，农村地区社会服务的建设相对滞后，社会化养老发展不充分，护理人员和社会工作者等专业人才缺乏，无法满足农村老年人的养老需求。《工作规范》中还未对“京彩时光”信息平台在农村地区的落实和推进做出明确说明和指导，不利于农村地区养老志愿服务和互助养老的可持续发展。因此，要更加

关注养老挑战和互助养老在广大农村地区的发展，结合“乡村振兴”战略与村镇规划设计内容，考虑农村实际情况，促进养老志愿服务时间银行在城乡间的均衡发展。

（五）提高统筹层级，实现全方位“通存通兑”

我国时间银行实际实施过程中一个明显的特点是各地的时间银行系统基本都由各地政府主导，构建各个地区自己的时间银行服务平台，可供常住在本地的居民使用。这种模式有利于各地居民就近发布时间银行志愿服务需求，方便居民接受周边地区的志愿者提供的志愿服务，同时也方便志愿者就近接受志愿服务派单，但是也带来了一定的跨区域性问题。《工作规范》中明确规定时间币作为兑换养老志愿服务等的凭证，具有存储、兑换、赠予等功能属性，但是仅可在本市行政区域范围内跨区兑换养老志愿服务。这与北京市外来流动人口规模巨大的现状形成冲突，导致“京彩时光”信息平台的用户在所属地区发生改变时，难以用同一种换算方式得到自己应得的时间币，面临异地通存通兑问题，使养老志愿服务的实施面临一定困难。因此，要提高统筹层级，探索全方位“通存通兑”的实现路径，既要允许志愿者将“养老服务时间”兑换成当下的其他服务；也要确保志愿者当下的其他各类“志愿服务时间”，都可以在将来的任意时间、任意地区顺利兑换成养老服务。

（六）重视智能技术运用，提高科技赋能效率

“数字化公益”是信息时代公益发展的新趋势，近年来已经得到了越来越多的关注和认可。“京彩时光”信息平台于 2023 年 9 月搭建，为北京市养老志愿服务组织方、养老服务志

愿者和服务对象提供注册、认证、需求发布、供需对接、服务记录、诉求反映，以及时间币存储、结算及流转等支持功能，同时对接“志愿北京”信息平台。但目前仍处于初步建设阶段，要进一步认识并利用技术的公益生产力，将最新的信息技术创新成果融入信息平台建设运营的各个环节，将养老志愿服务时间银行建构为一个公开、透明的志愿服务和公益资源配置平台。以区块链、大数据为代表的前沿信息技术，可以在服务需求识别、供需匹配、价值评定等方面做到高效、透明，能极大促进养老志愿服务时间银行的发展。因此，需要在服务需求识别环节、供需匹配环节、价值评定环节与时间积分管理环节等实际运行的过程中，结合智能技术的最新发展，不断提升运行效率及资源配置效率。

（七）推动模式创新，形成“北京方案”，贡献中国智慧

中国与西方国家在社会发展程度、社会信任规则、文化传统等方面具有明显差异，现有研究和实践对于中国等非西方背景国家的时间银行发展关注不足，对基于中国传统文化的特色互助与治理话语体系的研究相对较少，有关时间银行在中国内地本土化创新的思考不足。“京彩时光”信息平台已经认识到时间银行在弘扬养老志愿服务精神和扩大养老服务社会参与方面的重要作用，但在社会治理及数字社会背景下，如何利用时间银行、如何选择时间银行的应用场景与破解可持续发展困局，明确老龄社会治理框架下中国特色养老志愿服务时间银行概念和理论内涵，以及其与积极应对人口老龄化丰富意涵间的关系等仍需进一步实践、研究和探讨。改善目前我国养老志愿服务时间银行的研究现状、探索更多的局限于狭义的养老领域以及

具有明显区域城乡差异的现状，更积极地拓展时间银行在其他领域的应用经验及实践模式的研究，丰富社会治理的新途径，探索解决时间银行在我国本土化实践中面临的挑战，形成“北京方案”，贡献中国智慧和中国方案。

第 7 章

智慧技术赋能北京市养老服务

左美云　吴淑燕*

* 左美云，中国人民大学吴玉章讲席教授、二级教授、博士生导师，中国人民大学智慧养老研究所所长；吴淑燕，中国移动通信研究院用户与市场研究所副所长、研究员。

在积极应对人口老龄化战略的引领下，各项利好政策不断出台，养老服务行业得到快速发展。同时，智慧技术在社会各行业的广泛渗透和应用也为养老服务行业发展带来了新机遇。智慧技术赋能养老服务，使得养老服务的效率和质量得到提高，老年人[①]的获得感和满意度得以提升。北京市是首善之都，在智慧技术赋能养老服务领域也取得了重要进展。

第一节　智慧技术赋能养老服务的时空应用及价值

这一节我们首先从智慧养老的含义谈起，在此基础上，我们对智慧养老的发展阶段进行分析。然后，从时间和空间两个维度描绘智慧技术赋能养老服务。这些智慧养老服务有些是已经成为现实的，有些还需要理论界和产业界努力变为现实。时间的角度主要是从老年人一天的历程进行描述，空间的角度则是从老年人居家的场景进行描述。在此基础上，我们介绍智慧技术赋能养老服务的价值。

一、智慧养老的含义与发展

智慧养老（Smart Senior Care，SSC），是指利用智慧技术

① 结合智慧技术赋能养老服务政策文件，以及不同语境，本章未将老人、老年人两种称谓做硬性统一。

（如互联网、社交网、物联网、5G、移动计算、大数据、云计算、人工智能、区块链、数字孪生、联邦学习等），支持老年人的生活服务和管理，帮助老年人更多地实现社会参与，尽可能地增强独立性，最终使老年人过得更幸福、更有尊严、更有价值。[①] 智慧养老包括三个方面的含义，分别是智慧助老、智慧孝老和智慧用老。其中，智慧助老主要是利用智慧技术支持老年人的物质生活；智慧孝老主要是利用智慧技术支持老年人的精神生活；智慧用老是指通过智慧技术的使用，更好地利用好老年人的经验、知识和技能。

目前养老行业主要做的是智慧助老，我们正在追平与先进国家的差距，许多物联网企业、可穿戴设备提供商、健康监测设备提供商、养老信息系统提供商主要在这个领域；智慧用老我们和国外是在同一条起跑线上，这方面的用老平台和技术都是在探索阶段；智慧孝老有明显的中国特色，是未来我们可以进行文化输出的领域。

智慧养老的发展是一个演进过程，20 多年来，大体上经历了四个阶段，分别是养老电子化、养老信息化、养老智能化和养老智慧化。

第一个阶段是养老电子化（Senior Care Electronization）。与其他行业一样，养老电子化是指将纸介质的东西变成电脑上可以保存和查阅的文档，即养老文档的电子化，这是智慧养老的 1.0 版本。目前，部分养老机构和平台仍然处于这个阶段。这个阶段，原先纸介质记录的数据变成了数字 0、1，可以快速复制、传阅和存档。所谓平台，是一些电脑上的文件夹，其中保

---

① 左美云．智慧养老：内涵与模式［M］．北京：清华大学出版社，2018.

存了分门别类的各种 Word 文档、Excel 文档。

第二个阶段是养老信息化（Senior Care Informatization）。这是指在第一个阶段的基础上有了养老服务管理系统，可以做一些数据分析、生成统计报表等，是智慧养老的 2.0 版本，大多数养老机构和社区使用的平台目前处在这个阶段。这些系统有些是孤立的，有些可以集成发挥作用。这个阶段一开始主要是从养老机构的信息化来展开的，后来一些社区养老服务驿站和社区养老信息化平台也慢慢出现了。

第三个阶段是养老智能化（Senior Care Intelligentization）。一方面是智能化设备的接入，另一方面是能否根据智能算法提供个性化服务推荐，这是智慧养老的 3.0 版本。目前，这个阶段的应用不算多，养老智能化还需要不断推动。有些养老机构和社区已经接入了一些智能化的监控设备，但是基于这些监控数据提供的服务还非常少。

第四个阶段是养老智慧化（Senior Care Smartness）。这里的智慧化包含两层含义：一是针对不同的老年人采用不同的技术进行服务，适合的才是最好的；二是给老年人提供的养老服务推荐是个性化的、可解释的。这是智慧养老的 4.0 版本，有一些智慧养老平台已经意识到了上述两层含义带来的要求。针对第一层含义，比如有的智能设备很好、很先进，但其是否有实际应用的场景需求，针对的老年人类型是否合适，老年人与智能设备之间如何分工，医生、护理人员和智能设备如何分工，这些都是实现养老智慧化要考虑的内容。需要用合适的技术去解决相应的问题，需要智慧地使用智能技术。针对第二层含义，现在人工智能技术越来越多地运用在智慧养老中，但是人工智能给出的结果往往是个“黑箱”，需要给出可解释的理由，这样才能让老年人更愿意接受推荐和提供的服务，增加对智慧养老的信任。

总体而言，北京市大多数街道和社区的智慧养老主要处于养老信息化阶段，有些在逐步向养老智能化前进，但离养老智慧化仍有较长的距离。

二、老年人在智慧技术赋能下美好的一天

为了让大家对智慧技术赋能下的老年人生活有一个直观的理解，我们讲述一个故事，这个故事展示了北京的一个老年家庭在一天的生活中，智慧技术如何赋能养老服务，老夫妇的生活如何丰富多彩，有价值、有意义。

早晨的太阳格外好，小鸟在窗外的树枝上叽叽喳喳地叫着……

老王和老伴从床上起来，抬抬手，墙上的电视播放着昨晚夫妻俩的睡眠数据：一切正常（注：涉及智能腕表、智能床垫、智能电视和睡眠分析系统等智慧技术）。

老王去洗手间，完事后抬抬手，墙上的屏幕显示出老王体内的各项生理数据：一切正常（注：涉及智能马桶、尿便分析系统等智慧技术）。

老王夫妇晨练完回家，腕表上显示各项运动数据。很快，签约的保健大夫根据上述信息发回当天的建议事项（注：涉及智能腕表、运动分析系统、健康管理系统等智慧技术）。

老王夫妇去餐厅，餐厅墙上屏幕点亮，给出当天的推荐食谱，显示今天各自需要做的工作。老伴向温柔的人形机器人交代完要做的家务，参与到老年人远程角色扮演的情景游戏中，他们一个个按照自己的选择和设计回到了从前的孩提时代、青春时代，或者就在幸福的当下，去他们从没去过或还想再去的那些地方……（注：涉及智能餐厅、餐食推荐系统、个性化任务推荐服务系统、服务机器人、文娱元宇宙等智慧技术）

老王打开电脑：首先登录企业的退休“荣誉员工”页面，退休前的企业发来了一些疑难问题，老王一一给予线上指导；然后进入某个老年人情感交流和经验分享的线上平台，和对面小区的老李约了一些线下的活动，夕阳下在颐和园摄影、晚上一起去老年大学练歌，然后作为技术召集人，利用众包（Crowdsourcing）模式团结了全国各地 10 个化工方面的专家，在该平台上为某化工企业探讨一个技术难题……（注：涉及智慧用老、老年人力资源开发平台、老年情感交流和经验分享平台、任务众包平台等智慧技术）

下午老王夫妇从虚拟回到现实，两人一起去各种实体店体验，内嵌可穿戴设备的衣物自动地为两位老人调节体温和舒适度，回程时两人唱了一首又一首歌曲，最重要的有两句歌词：“让我们一起慢慢变老”，“我真的好想再活五百年”。共同的隐形耳麦给两位老人提供伴奏……（注：涉及可穿戴设备、智能衣服、智能耳机等智慧技术）

晚上十点，与家中的人形机器人聊聊国家大事和社会趣闻，然后将一天的所有活动记录自动从可穿戴设备转移到个人生命历程数据库中，老王夫妇分别点选若干内容，发送给儿子一家并分享到朋友圈……看到开心的父母，儿子笑了（注：涉及服务机器人、聊天机器人、个人生命历程数据库、隐私保护等智慧技术）。

夜色宁静，月光静好。一对安详的老人已然熟睡……

上面这些美好的画面是老王夫妇幸福的一天。随着智慧技术在养老行业的渗透和应用，这一天正离我们越来越近。在以上的描述中，既有高端的智慧技术为老年人的生活、健康提供支持，也有社交网站和文娱工具为老年人提供精神愉悦的支持，还有众包等模式让老年人的经验和智慧得以施展。在这样的一个情境中，智慧老人与智慧科技相得益彰，老年人过得很有价值，很有尊严，很幸福！

三、智慧技术赋能老年人的居家生活

老年人心理和生理与一般成年人是不同的，我们必须充分针对他们自身的特点为他们设计舒适、便利、安全、健康的智能居住环境。与此同时，由于老年人器官功能退化等原因，对智能产品的操作会存在一定的困难，故所有针对老年人智能产品设计的最基本原则，就是在操作界面的设计上应该做到最简约——使用尽可能大的功能按钮，按钮之间的颜色区分度要鲜明，尽可能多地采用声音控制、手势控制等简单易懂的操作方法等。下面我们结合房间的布局来介绍老年人在智能住宅中可能用到的智能家居产品。

(一) 智能客厅

老人回到家，无须担心忘记带钥匙，可以用指纹打开智能门锁。当然，随着老年人年龄的增长，指纹磨损或干裂，智能门锁识别能力变差，也可以安装虹膜识别门。门上的装置将扫描老人的虹膜，将其与控制中心存储的虹膜进行匹配，如果匹配成功，门自动打开。

进门后，门口的触摸式控制面板自动亮屏。点击控制面板的“回家模式”，智能客厅的感应灯缓缓打开，让老人的眼睛慢慢适应室内亮度的变化。客厅中间的智能茶几进入烧水模式，窗外的气象感知器将室外温度、湿度、风速等数据传到控制中心。门口上方的红外线摄像头扫描进入门口的人数，门口左侧的智能推送鞋柜自动推送相应数量的室内拖鞋，让老人无须弯腰即可换上合适的鞋子。

此时，老人已经适应了室内的光线，感应灯慢慢关闭。电动窗帘打开，控制中心根据气象感知器的数据判断今天室外温度、风速，电动窗开启。

老人走向客厅的沙发，地板上安装的防跌倒传感器自动感知老人步速、姿态的变化，如有异常，自动报警。控制中心也将及时向设定的手机发送警示信息或拨打电话，让突然摔倒的老人得到及时的救助。

老人在沙发上坐下，电视机开启，沙发自动获取老人身体上可穿戴设备中各项指标数据，存入控制中心的健康档案。控制中心根据健康档案中的数据，在设定的时段向智能茶几发出指令，智能茶几根据指令弹出茶几表面指定格子中的药物，提醒老人及时吃药。

在外上班的子女可通过手机或电脑与电视机自动对接和老人进行视频通话，缓解老人内心的孤独、失落感。

（二）智能厨房

老人离开客厅，进入厨房准备做饭，厨房墙壁上安装的烟雾探测器、燃气灶上安装的燃气探测器将时刻监控厨房内空气的变化，如有异常，立即报警。控制中心控制厨房电动窗开启，厨房空调启动，保证厨房内温度适宜。

厨房内的智能冰箱门显示出冰箱内所有食品的存放时间和数量，发现存放时间临近保质期的提醒老人尽快食用，超过保质期的食物语音会提示老人将其丢弃。对于存量不足的食品显示器会显示“订货”按钮，轻按“订货”按钮，与此住宅绑定的超市将自动送货上门。此外，冰箱侧面是一个电子显示屏，老人可以在做饭过程中收看电视或收听广播。

做好的饭菜将被拿到厨房门口的智能保温餐桌上，餐桌表面的温度传感器感应到温热食品，自动开启保温功能。

厨房的地板传感器感应到老人离开厨房超过 10 分钟，给老人发出提示检查的声音。如果检测到不是煲汤煮饭，且老人没有响应，那么厨房内的燃气、水龙头、油烟机等将自动关闭。

（三）智能卫浴

老人打算去洗个澡，选择卫生间门口触摸式控制面板的“洗澡模式”，窗边的空气循环器开启，墙壁的供暖片加热，将卫生间温度默认控制在 37℃。老人也可根据自己的舒适温度自行调整设定，避免水蒸气太多产生憋闷感觉。洗浴水龙头带有温控开关，设定舒适水流温度后，水温设置为温度 5℃以上或以下将自动关闭或调整，以免老年人被烫伤或感冒。地板传感器全程监控老人姿态变化，一旦发生跌倒晕厥等异常情况，自动报警。

如果老人如厕，智能马桶将会自动收集和分析排泄数据，上传到健康监控中心。卫生间的门框上红外线传感器感应到老人进入卫生间的时间，如果离开时间超过平常设定时间，将会启动警示模式，子女可以在接收到相关信息后远程打开视频监控，了解老人是否出现异常。

（四）智能卧室

老人进入卧室，卧室门口的传感器感知到老人的靠近，卧室内感应灯缓缓亮起，我们首先可以看到的是位于墙边根据季节区分的智能气象衣柜，衣柜实时接收气象感知器的数据。如果老人准备换衣服出去散步或锻炼，轻按衣柜表面的“出行”按钮，衣柜可以根据室外天气情况自动推送合适的衣物并给出出行建议。

如果老人准备休息，慢慢走向卧室内的智能感知床，轻轻点击床边触摸式控制面板的“休息模式”，卧室电动窗帘关闭，住宅内除床头灯以外所有电器也自动关闭。床上的智能感知器感应到老人躺下，床头灯将慢慢关闭，夜灯自动亮起，同时卧室响起一段老人预先设定的舒缓音乐。

在老人睡觉的过程中，智能床上的健康监测器将全程监控老人身体各项指标情况，如果发现异常，将立即报警。

睡眠过程中，床上的智能感知器感应到老人从床上坐起，根据预先设定，卧室、走廊、卫生间感应灯慢慢亮起，确保老人午休或夜里起来安全。

凌晨时分，窗外的气象感知器能够感应到气温下降，数据传到控制中心，控制中心控制电动窗关闭，空调开启，将卧室温度控制在适宜温度（如26℃）。同时空气加湿器开始工作，将空气湿度控制在适宜水平，为老人提供舒适的睡眠环境。

以上的智能家居住宅，集成了市场上现有的各种在销产品以及概念产品。智能家居产品是智慧技术赋能居家养老服务的具体实现方式。将智能家居引进老年人住宅，智慧养老服务商可以拓展商机，老年人则可以享受到智慧技术带来的便利。

四、智慧技术赋能养老服务的价值

智慧养老产品和服务在各地都得到了广泛的应用，有些已经产生了实际效益，即看得见的价值，逐渐得到社会和老年人的认可。比如，有的老人打电话给本市某街道智慧养老服务平台，电话响起只能说“快来，快来……”，显然老人出现了紧急情况，需要急救。这时，呼叫中心的工作人员可以通过接入电话同步显示老人家的准确地址和疾病信息，做出快速派遣急救人员上门救治的决策，为抢救赢得时间。还有的老人被平台连接的家中监控设备感知摔倒在洗手间，平台会马上通知家属并派单上门救治，以上的案例在逐渐增多，老人和家属也深刻体会到了智慧养老的价值，如西长安街六部口社区养老服务驿站就收到了老人赠送的锦旗。

除了上述针对老年人的价值，对于养老服务机构来说，可以通过智慧养老服务平台搜集分散的老人需求信息，实现规模经济、范围经济和长尾经济效益，做得好的还能实现时间经济效益。[1] 在规模经济方面的效益，是指可以通过智慧养老服务平台获得某种养老服务或产品销售数量的增加，突破物理社区的限制，获得更多区域的养老服务的需求，实现养老服务市场的规模化，从而降低养老服务的运营成本，获得更多的收益。

在范围经济方面的效益，是指可以通过智慧养老服务平台上产品和服务的组合来促进养老服务的交叉销售及资源的优化，从而获得额外的市场和收益。比如，做餐饮服务的人员在为老人上门服务的过程中，发现老人有理发的需求或修手脚指甲的需求，可以把这个需求收集到平台中，然后由平台和老人联系并派单服务，从而增加不同品类养老服务的交叉销售和服务的收益。

在长尾经济方面的效益，是指可以通过智慧养老服务平台把小众的需求（即长尾的需求，如修脚、撰写回忆录）归集起来，然后通过类似移动服务车和上门服务的安排，满足这些非常规的需求，从而获得可能是高附加值的收益。

在时间经济方面的效益，一方面是指通过智慧养老服务平台的匹配和优化，可以将养老照护人员的时间更合理地优化，让高质量或高技能的服务人员从事更高价值的服务，低技能的服务人员从事常规的服务，使得高技能人员的时间得到更高的附加值；另一方面，通过平台对服务人员的匹配和服务地点的路径优化，使得养老服务人员在工作准备和路上奔波的时间得到节约，这样，单位时间能够服务更多的老人，创造更多的价值。

---

① 左美云. 智慧养老：服务与运营［M］. 北京：清华大学出版社，2022.

第二节　新兴智慧技术赋能养老服务的应用

如前文所说，许多地区和机构的智慧养老尚处于养老信息化阶段，在逐步向养老智能化前进，但离养老智慧化仍有较大的差距。养老智能化和养老智慧化都离不开新兴智慧技术的应用。这些技术包括大数据、人工智能、区块链等，下面对这三方面智慧技术赋能养老服务做以下介绍。

一、大数据技术赋能养老服务的应用

在大数据时代，养老服务领域也面临新的机遇。养老大数据的积累为智慧养老提供了更好的数据分析支持。养老大数据的类型有很多，主要包括以下五种：（1）涉老基础数据。如老年人口基础数据、养老服务机构基础数据、养老服务人才队伍基础数据等，这些数据在当地涉老部门（如民政、卫生健康、公安等）一般都有相应的基础数据库。这些数据一般都是结构化数据。（2）涉老设备数据。如来自可穿戴设备或感应器、量表和其他设施的数据、老人定位（如GPS系统或北斗系统）数据等。老人智能家居或机构安装的各种功能设备都会创建或生成大量数据。（3）涉老服务数据。如老年人评估数据、养老助残卡（券）交易数据、老年人医疗健康监测与服务数据等。（4）涉老监管数据。如政府对养老院、养老照料中心、社区养老服务驿站等机构的服务监管数据。（5）涉老社交数据。越来

越多的老人也在享受信息时代的便利，如开通博客、微博，使用论坛和微信等。老人使用论坛、微信，以及其他各种应用软件的行为数据都可以被记录下来。以上各种类型的养老大数据，互相之间可能有些是重叠的，如有些服务数据本身也是来自设备的数据。

我们可以利用养老大数据为当前会上网的老人画像，也可以对会使用智能手机的老人画像，他们都有什么特征，年龄如何，文化程度如何，收入如何，等等。通过对前述各种涉老数据的整合，将用户多种类型的数据抽象成一个标签化的用户模型。用户画像技术的核心工作就是给用户打“标签”，而标签是通过对用户信息分析而来的高度精炼的特征标识。目前基于养老的大数据已经可以完成特定区域（如市、区、街道、社区）或某类老人的如下数据分析工作：（1）某地老人基本特征画像；（2）某地高龄老人画像；（3）老人消费行为画像；（4）老人出行行为画像；（5）某地外地老人画像；（6）某地迁徙老人画像；（7）补贴资金使用情况画像等。针对这些画像，养老服务机构可以有针对性地甚至个性化地提供养老服务。

要注意的是，在使用老年人数据进行共享利用时，针对老人的身份证号、手机号、卡号、家庭住址等个人信息都需要进行数据脱敏，以保护老人的隐私。

二、人工智能赋能养老服务的应用

养老服务人员短缺是不争的事实。无人养老、无人护理、愿意从事护理和养老工作的人数很少，这些现象都是当下养老行业发展的窘境。薪水低、社会地位低、工作累、工作脏、受委屈是养老照护人员当前的刻板印象。提升待遇、改进舆论环境、多开展培训、让更多的学校开设养老相关专业等都是有效应对上述问题的办法。人工智能技术发展很快，它的“类人”特性可以赋能养老服务，提供一个新的视角和方式。

对于老人来说，人工智能的应用场景非常多。比如，老人由于离开了原先的工作环境，随着年龄的增长，更多在家中或养老院里度过。这时老人一般都会产生孤独感，并且会有强烈的陪伴需求。那么，可以通过智能语音技术来创造这种“陪伴感”。我们基于子女的录音资料用语音技术合成声音，给老人讲家常故事或笑话，提醒他们按时吃药、坚持锻炼……

人工智能在养老领域的应用目前主要包括两大方面：一是与大数据结合，预测老人的需求进而提供个性化的养老服务推荐；二是与机器人结合，既可以是从事各种照护服务的机器人，也可以是陪老人聊天的机器人，还可以是带有聊天功能的机器人。

陪聊机器人一般具有智能聊天功能，这些机器人植入文心一言或ChatGPT这样的大语言模型之后，可以完成比较复杂的对话过程，也可以根据老人的要求唱歌、讲故事、背诗，以及为老人播放喜欢的戏曲、京剧、新闻等，这些功能可以保持或辅助老人心理健康。目前的机器人主要是针对老人的问询或指令做出响应，未来的陪聊机器人还会根据老人的个人作息大数据主动问询或提出建议，如老人看电视超过半小时，这时机器人就主动说话了：“老王，您看电视太久了，起来活动一下吧。”又如对前列腺患者说：“老王，您别憋尿，去上一趟卫生间吧。”这时老人会感觉是一个真人在陪伴了。

陪护机器人一般具有老人生理健康信号检测、语音交互、智能聊天、自主避障漫游、远程医疗等功能。比如，安装有相关检测设备的陪护机器人具有血压、心跳、血氧等生理信号检测与监控功能，可无线传输到社区卫生服务中心或社区养老服务驿站，紧急情况下可及时报警或通知亲人、家庭医生等紧急联络人。未来的陪护机器人如果做成老人喜欢的子女的外形，播放的是该子女的声音，那老人的幸福感应该会有一个很大的提升。

之前商家的眼睛比较愿意盯住儿童和女性，这自然是永恒的两大消费金矿。随着具备消费能力和信息素养的 20 世纪 50 年代和 60 年代出生的人相继退休，“银发经济”逐渐到来。随着养老机器人的成熟，市场将会出现井喷的局面。试想，如果 10 万元左右可以买一个能干家务、能投资理财、能聊天、会护理的养老机器人的话，老人会不会买一个？子女会不会帮老人买一个？要知道，低档的家用汽车都在 5 万元—10 万元。

三、区块链技术赋能养老服务的应用

有关调研显示，大多数的老人将选择社区居家养老。老人都在家里，我们的服务如何上门？我们敲不开老人的门，因而选择街道或社区工作人员陪同是入户服务的一个好办法。然而，街道或社区是不可能为每一个养老服务商“背书”或担保的。实际上，这主要是一个信任问题。对于老人这样的弱势群体，子女更不放心陌生人进老人的家门。区块链作为解决老人和养老服务商、养老服务人员之间信任问题的一种重要技术，具有数据不可篡改、可溯源可追责等特点，对于发展养老服务业有很大的促进作用，可以为养老服务业的发展打开一扇希望之窗。

随着年龄的增长，老人领取养老金及政府养老补贴、缴纳水电费和物业费，到相关部门报销医疗费，或者收取出租房屋的租金，都成为头疼的问题。相信很多人在银行都看到过颤颤巍巍的老人艰难地办理上述业务。如果上述业务的服务主体都能将自己的业务上链运行，那么水电的计费、医疗费用的报销等都是可信的，老人可以授权区块链系统自动从自己的存款账户中扣钱，每月只要给老人清单即可，老人的子女对该系统也放心，不用担心老人错交、多交或漏交各种费用，忘领养老金或各种补贴。即使老人随子女在异地居住，也能自动扣费或领取补贴。以上涉老补贴和缴费能够自动执行，需要区块链系统中运行上述业务的智能合约。智能合约主要是基于区块链系统里可信的不可篡改的数据，自动地执行一些预先定义好的规则和条款，并且生成新的数据区块，发布给该区块链系统的全体成员。

区块链技术的核心是沿时间轴记录交易数据，并且只能读取和写入，不能修改和删除，区块链的这一特性可以很好地用在涉老公证上。比如，有些地方为了防止子女在老人死亡之后冒领养老金或政府养老补贴，需要那些不能到现场办理业务的卧床老人举着当天的报纸证明自己还活着。这一方面说明我们不同部门之间数据还不能互联互通，另一方面说明即使系统能够互联，也担心系统中的数据造假。如果老人生命中重要时间节点的服务数据都能上链，那么就不需要这种无奈地举报纸的行为来证明了。医院一旦开具死亡证明或老人办理殡葬事务一旦结束，那么注销户口、停发养老金和补贴的事件就会自动执行。当然，这里要做的是梳理这些事务之间的流程或先后关系，使之合法合理，争取还合情。与死亡证明类似，老人的退休证明、房产证明、医疗照护记录都可以通过区块链系统传递，养老服务商的信誉证书和养老服务商的服务记录也可以通过区块链传递。

上面的例子是区块链技术在智慧助老领域的应用，对于智慧用老，区块链技术也可以很好地发挥作用。比如，可以探索采用区块链技术来建立养老服务时间银行。通过对养老服务志愿者服务时间的记账，实现低龄老年人帮助高龄老年人的互助养老。等到低龄老年人变成高龄老年人后，可以消费以前存在的志愿时间，接受其他低龄老年人的服务。当前养老服务时间银行运行的困难在于记账的真实性，以及多年以后是否认账的担忧。而区块链技术的全系统记账、可以回溯、不可篡改为大家参加养老服务时间银行提供了技术上的保证，建立对养老服务时间银行的信任，从而更多地参加养老志愿服务。

随着区块链基础设施的日益完善和区块链技术的日益普及，将会有越来越多养老资产的数字化和交易信息上链，养老领域也会有越来越多的公共链、联盟链、私有链的探索建立，相信成功的养老领域落地应用案例会越来越多，养老服务业会得到一个更健康的发展。

第三节　智慧养老服务的进展与案例

本节我们首先介绍我国智慧养老产品与服务的进展，然后分别介绍国外和国内智慧养老服务的典型案例。要说明的是，这些例子的选取都是尽量避免模式重复，因而选取的都是某个方面的代表性智慧养老应用。换句话说，国外的智慧养老模式在国内可能也有类似模式，反之亦然。

一、中国智慧养老产品与服务的进展

为促进典型智慧养老产品和服务推广应用、推动智慧养老产业发展，工业和信息化部、民政部和国家卫生健康委员会三部委分别于2018年、2020年和2022年三次联合组织开展《智慧健康养老产品及服务推广目录》（以下简称《推广目录》）的申报和公示工作。[①]

三次申报通知都将产品和服务的申报范围划分为智慧健康养老产品和智慧健康养老服务两大部分。对公示结果进行统计和分析可知，三次《推广目录》已累计收录432项产品和服务[②]，说明中国智慧健康养老产品和服务已经有了一个好的基础。

在智慧健康养老产品中，健康管理类智能产品（128项，包括可穿戴健康检测设备、健康监测设备、家庭医生随访工具包）和养老监护类智能产品（66项，包括智能监测设备、智能看护设备）累计数量较多。对于智慧健康养老服务，主要分为面向健康和养老两大类的服务。智慧健康服务（113项）包括个性化健康管理、“互联网+健康咨询”、慢病管理、

---

① 由于该目录是三部委联合发布的，特别是国家卫生健康委员会更加强调“健康养老”，因而《推广目录》中用的是“智慧健康养老”。在当前阶段，智慧健康养老和智慧养老有着差不多的含义，因而本节忠实于《推广目录》，沿用“智慧健康养老”进行说明。且本章不将两者做硬性统一。

② 左美云，于越．智慧养老的现状、问题与趋势［J］．科技与金融，2023（7）：11-15.

生活护理；智慧养老服务（91项）包括“互联网+居家养老生活照料”、老年人能力评估、线上老年教育/购物、养老机构信息化等服务类别。值得注意的是，2022年新增的智慧健康养老产品中，有20项用于提供场景化解决方案，这部分产品为申报目录中新增的类别，这说明我国越来越重视智慧技术的场景化应用。

二、国外智慧养老服务的典型案例

国外智慧养老的应用探索相对较早，各个发达国家均有相关案例，这里仅介绍部分具有代表性的国外智慧养老实践案例。

（一）德国的“环境辅助生活”系统

环境辅助生活（Ambient Assisted Living，AAL）是指通过现代化的感应传输装置，将老人家里的各类设备智能化，用一个可扩展的平台进行集成，对老年人的实时状态进行监测，并及时做出判断与反应。一旦该监测系统发现数据异常，如老人出现摔倒、昏迷甚至呼吸困难等紧急状况，便会向监控中心发出呼救信号，并第一时间联络系统中预设的紧急联系人。

（二）荷兰的“智能机器人支持养老”模式

这些智能机器人身材矮小、行动灵敏，不仅能够辅助行动不便的老年人完成上厕所、起床等动作，还可以通过眼神交流、点头摇头等与老人进行互动，与老人一起进行锻炼、唱歌等活动。

（三）英国的“智慧化老年公寓+社区综合服务平台”模式

英国的智慧化老年公寓在居住区各处加入感应器，能够有效防止老人出现紧急情况。社区养老综合服务平台将老人独立生活、辅助生活和专业护理生活三者整合在社区这一生活区域内，实现医养设施与社区老人需求的紧密联系。

（四）英国的“朋友圈养老”模式

在英国，社会企业“Participle”（企业名称为“分词”）建立了一项名为“Circle”（朋友圈）的互助计划。朋友圈采取独立的社会企业模式运作，主要精神为“老老互助”。所有50岁以上的社区居民都能加入当地朋友圈。健康的初老会员可以帮助失能的老人，反之亦然。在朋友圈中，工作人员、会员、支援者的界限是模糊的，大家一起参与，共同创造朋友圈独特的互助文化。

（五）日本的“虚拟养老院”模式

虚拟养老院本质上是“信息服务+居家养老上门服务”的在线平台。老人可以拨打电话或使用手机App方便地接入虚拟养老院的在线平台。通过该平台，老人可以获得衣食住行方面的服务，工作人员会进行上门服务，平台管理人员也会对服务过程实时跟踪。

三、国内智慧养老服务的典型案例

这些年来，随着智慧健康养老产品和服务的推广，以及智慧技术的普及，国内智慧养老也有了较多的实践。下面，我们介绍几个国内有代表性的智慧养老应用案例。

（一）广州的“智慧健康养老示范基地”

广州市越秀区是广东省首批入选国家“智慧健康养老示范

基地”的示范区，一直在努力建设15分钟健康养老服务生活圈。区内有统一使用的“平安通”平台，具有一键呼救、跌倒报警、日常测心率血压、实时定位、电子围栏等功能，通过“平安通”呼叫救援平台，可实现自动报警。

（二）浙江的“苍南”模式

苍南县是浙江较早进入老龄化的县份。当地基于“智慧管家”信息服务平台的社区互助养老，以“邻里智助”时间银行项目建设为抓手，利用信息平台搭建智能网络，建立“智助货币”机制，确立“智助监管”标准，开辟智慧化、志愿化社区互助养老模式。

（三）河南的“积分养老”模式

河南省新乡市实践的“积分养老”模式以“新乡12349”居家养老管理服务中心作为平台，将积分作为纽带，连接涉老机构和相关企业（如银行、医院等），形成养老服务异业联盟。老人可通过平台“赚积分”“花积分”，实现整个产业的积极发展。老人获取积分之后，可凭养老积分卡在医院、银行等异业联盟的成员单位享受优惠服务，1个积分可抵1元现金使用。

除了上述代表性模式外，全国各地还有很多智慧技术赋能养老服务的应用案例。比如，上海市为独居老人安装智能“四件套”（智能门磁、烟感报警器、红外检测仪和智能水表），当智能水表12小时内读数低于0.01立方米，预警信息将通过“一网统管”平台及时反馈至街道和居委会，工作人员随即上门探视老人，实时了解独居老人的情况。浙江省杭州市富阳区“空巢老人居家安全守护系统”能够实现遥感监测，当监测到发生意外时，平台系统能够自动接警，给老人的监护人、社区、社会组织三个层级发送信息，从接警到响应，不超过 10 分钟。四川省成都市武侯区创新性地实现人脸识别“刷脸”就餐，打破老人签字确认才能就餐的传统。老人在完成人像采集后，可在助餐点位通过“刷脸”清晰了解自己的补贴类型和补贴金额，系统将根据登记信息，自动为老人推荐相应菜品并进行结算，极大简化了就餐下单的流程，让老人更便利、舒心地享受福利。

上述不同的养老模式各有优势和适应的场景，可以考虑不同社区、不同特点的老人，综合吸取这些模式的经验和教训，推动养老服务模式的创新和改进，营造出满足老人综合要求的智慧养老模式，为提高老人生活幸福感和满意度做出贡献。

第四节　促进北京市智慧养老发展的分析与建议

北京市是首善之都，在智慧养老领域方面也走在全国的前列，因而本节首先介绍北京市智慧养老服务的典型案例，然后对智慧技术赋能北京市养老服务的现状进行分析，在此基础上，给出相应的发展建议。

一、北京市智慧养老服务的典型案例

前文基于公开资料对北京市以外的国内其他地区好的做法做了介绍，实际上，北京市智慧养老服务也有很多代表性应用，

下面我们进行概括性介绍。由于这些应用中的很多案例并没有公开发表，是我们调研获得的信息，因而为了减少对相关单位或地区的干扰，我们以代号称呼，而不是以具体的地区名称进行介绍。

（一）“资源整合”模式

针对养老服务信息不对称、供需匹配不精准等问题，北京市打造了全新的智慧养老服务供需对接数字化平台——北京养老服务网。该平台涵盖居家养老、机构养老、养老助餐、养老政策、养老人才、养老志愿服务、京津冀养老、养老在线办事、适老化产品、养老信息公示、养老课堂、养老合作资源等多个服务板块。该平台不仅面向老人及家属，方便他们找到身边可用、可信赖的服务机构与资源，还面向养老服务提供方，助力他们提升服务水平，了解用户需求，探索养老领域的商业合作。

（二）“多态接入”模式

智慧养老服务平台要真正推广开来，需要老人广泛使用，因而，一定要让老人可以采用自己愿意的方式接入平台，同时要发挥实用的价值。在北京的M区，老人可以通过平台网站、微信公众号、电视（按“0”进入M区平台频道）、服务热线等进行服务预约。除M区外，H区和Y区也实现了用多种形态让老人可以接入，如传统的电话（包括一键通、服务热线）、电视，也可以是网站、微信公众号、App端接入，因此，我们将其称为“多态接入”。老人可以采用适合自己的方式接入智慧养老服务平台，这个特点符合我们经常讲的“不管什么方式接入，适合老人的就是最好的”。

（三）“双向确认的抢单”模式

智慧养老服务平台要运营好，很重要的工作是要对老人的需求和养老服务商的供给进行合理高效的匹配，发挥养老服务资源最大的价值，力争使养老服务生态系统中的各方都尽可能满意。H区的智慧养老服务平台中的一个重要特色是为享受长期护理互助保险的老年人提供服务。老人若要请求服务，可在平台提出申请。养老服务机构根据老人的需求制定服务计划书，然后通过平台发单并告知各个服务机构。养老服务机构进行抢单，老年人在微信端从已抢单的养老服务机构中选择其中一家。被选中的服务机构中单，且订单状态显示“已抢到”。中单的养老服务机构可以在中单记录中查看对应老人的基本信息和服务申请信息。如果老人未选择该服务机构，则订单状态为“未抢到”。“发单—抢单—接单”的过程是一个双向确认的服务匹配过程，养老服务商抢单选择符合标准的申请人，申请人也从抢单的服务商中选择优质的服务商。因此，平台服务匹配呈现了一种“双向确认的抢单”模式。

（四）“实时监控—电子围栏”模式

X区智慧养老服务平台的特色主要体现在实时监控，而实时监控主要体现为在线监控和电子围栏。在线监控以电子地图形式显示持有设备的老人、巡视员、家人、志愿者的地理位置，且可以回放每个人的行动轨迹。电子围栏功能也是以电子地图的形式显示，养老工作人员可以用多边形在地图上设置活动区域，并且可单独为老人设置进入危险范围、走出安全范围或进出范围报警，能够方便家人或管理人员实时追踪老人的位置。

(五)“视频监管”模式

智慧养老服务平台要得到很好的发展，需要从供给侧发力，对养老服务商进行有效的考核和监管，让这些服务商切实为老人做好各项预定的服务。调研中我们发现了“视频监管”模式。H 区智慧养老服务平台的特色是在辖区内的主要养老机构都安装了视频监控设备，可以实时监测养老机构的运营情况。平台管理方每月还会定期对养老服务商的服务情况进行考核评定，并就考核评定结果在平台上对服务商进行嘉奖和惩罚。

(六)“一键呼”模式

在遇到紧急情况时，老人往往会极度慌张，不知该向谁求助，求助时也说不清自己的需求与信息。考虑到这种情况，C 区接入了“一键呼”智能养老服务终端。该设备以座机的形式安装在老人家中，不仅存储了老人的家庭地址和个人信息，还具有定位功能。老人可通过该设备的“一键呼”功能，快速联系上急救绿色通道、社区卫生服务健康咨询、送餐买药为老服务、消防报警中心、子女亲人等。

(七)“数字伴侣”模式

语音交互类智能设备可同时兼具医疗照护、社交陪伴等功能，X 区开发设计了“社交数字伴侣系统”，老人可对智能语音设备说出自己的需求，如测血压、测血氧等，设备自身便可进行相应的操作；此外，老人还可与该数字伴侣设备进行日常对话，如收听国内外新闻、询问天气及穿衣建议等。这类设备一方面可以提供及时的监测照护类功能，锻炼老年人的语音沟通、认知能力，另一方面也成为老年人生活中的精神慰藉，缓解了寂寞和孤独。

除上述模式外，北京也有许多公开发布的面向老年人的代表性智慧养老应用。[①] 比如，为应对失能老年人行动不便、线下就餐难的问题，北京市西城区民政部门与“饿了么”共建专用订餐平台，订餐老人可以选择将餐食打包至社区养老服务驿站，自行前往领取或由社区养老服务驿站配送；也可在“饿了么”企业版自行点餐，由外卖骑手配送至家中。再如，中国移动北京公司推出了系列特色“暖心”服务，65 岁以上老人拨打 10086 客服热线，无须任何按键，可直连人工座席接听。服务用词全部“适老化”改造，客服用心倾听，耐心解答，让老人享受更周全、更贴心、更直接的服务。中国移动北京公司还推出了 10086 视频客服功能，通过线上面对面沟通、图文展示等方式为老年客户提供更直接、更贴心的沟通。客户只需在业务页面选择使用视频客服咨询即可，让老人更轻松地咨询问题、办理业务，“面对面”的视频引导，看得见的客服微笑，帮助老人快速完成业务办理。采用合适的方式运用智慧技术服务老年人，也是“智慧”的表现。

二、智慧技术赋能北京市养老服务的现状分析

智慧技术赋能北京市养老服务工作取得了长足进展，每个区都建设了养老服务指导中心和相应的智慧养老服务平台，智

① 左美云，杜鹏主编．智慧医养：中国进展与创新［M］．北京：中国人民大学出版社，2023.

慧养老产品和服务琳琅满目，街道和社区的智慧养老应用也逐渐得到了普及。大多数养老服务呼叫中心的智能电话系统，如果老人打入电话，马上就能够显示其家庭住址和偏好信息，能够更加精准地为其提供服务；有的社区为老人家中安装智能水表，用于检测老人的安全状况；有的老年餐厅引入了“刷脸”就餐系统，很好地解决了老人忘记带餐卡或餐卡丢失的情况，给老人带来了便利；“互联网+护理服务”的探索持续深化，符合一定条件的护士、护工可以上门为老人做康复护理；在交通出行方面，头部企业在社区、医院等重点场所设立暖心车站，实现了扫码叫车；等等。

智慧养老在过去三年的疫情防控中，也被养老服务从业者发现它的价值。养老院在疫情期间进行封闭管理，老人与子女微信视频对话成为标准模式；子女使用手机 App 可以实时了解不在一起居住的老人的居家动态；有不少老人在社会各界的帮助下学会了使用智能手机，开始在网上购买日用品。三年疫情中开展的“智慧助老行动”取得了实在成效，智慧养老服务逐渐被老年人接受，老年人的幸福感、获得感和安全感都得到了较大程度的提高。

智慧养老服务平台作为为老年人提供服务的载体，在智慧技术赋能养老服务的工作中发挥了关键作用。北京市现有的智慧养老服务平台大多数都可以接入各种相关设备：一是老人身边的设备，如智能腕表、防跌倒报警器等可穿戴设备；二是老人床边的设备，如床旁平板电脑、智能床垫、智能音箱等；三是老人周边的设备，如各种智慧居家设备，智能摄像头、智能窗帘、智能药盒、智能马桶等。上述三种设备都可以和平台进行信息的交互，发送老人的生理、运动等状态信息，接收来自平台的指令并完成相应的操作。基于老人的监控信息，智慧养老服务平台可以对老人进行保护和预警；基于老人的需求信息，可以为老人提供服务的匹配和交易。

但必须注意的是，由于北京是中国的首都，许多智慧养老产品和平台为了建立全国的标杆应用，都陆续与北京市的区、街道甚至是社区合作，建立或推广自己的智慧养老服务平台。目前，北京市各区平台种类繁多，设备制式不一，许多设备互不兼容，甚至是区里用一个平台，街道用一个平台，社区又用一个平台，同一个街道多个平台，有的还两三年换一个平台。这导致接入平台的线下养老服务机构无所适从，老年人倍感麻烦，从事养老服务管理的各级工作人员也深感疲惫，降低了大家对智慧技术赋能养老的热情和满意度，平台也没有很好地实现规模效应，浪费了许多推广费用。

不同的智慧养老服务平台有不同的利益主体，要做到一步统一很难。实际上，北京市的市、区两级之前都分别推出过相应的统一平台，因为是自上而下推动的，街道和社区智慧养老服务平台的利益可能没有得到很好的尊重，所以相应的平台都有些“虎头蛇尾”，最后也沦为诸多平台中的一个。

三、促进智慧技术赋能北京市养老服务的发展建议

虽然北京市在智慧技术赋能养老服务方面取得了长足进展，在居家、出行、就医等方面都让老人有很好的获得感。然而，北京是首都，很多智慧养老服务平台和设备的运营商都希望将在北京的应用作为全国的标杆，和各城区、街道、社区都进行

了广泛合作，导致北京市内平台众多、设备制式不一、互不兼容现象突出，阻碍了智慧技术赋能养老服务的效果，影响了老人满意度的提升。我们建议从“有为政府”和“有效市场”的角度出发，推动北京市智慧养老服务平台和老人登录门户的规范统一，提升家庭在智慧养老中的作用，形成全国智慧技术赋能养老服务的示范和标杆。具体建议如下。

（一）做好摸底调查，从“需求端”掌握各级智慧养老服务平台的现状

建议在全市范围内组织一次普查，由于当前区、街道和社区可能都有各自的智慧养老服务平台，因而调查需要纵向下沉到社区层面，社区、街道和区分别填表，报送正在研发或运行的智慧养老服务平台名称、开发所用的系统架构和工具、平台实现的功能、平台可供接入的智慧养老设备，以及注册和实际应用的老年人数量。

（二）做有为政府，有步骤地推动全市智慧养老服务平台的统一

建议在全市范围内普查的基础上，遴选 3—5 家在本市应用范围广、使用人数多的智慧养老服务平台运营商，以这些运营商为核心，推动市统一运营平台股份公司的成立，以及智慧养老服务联盟的设立。这样，以“自下而上”的方式照顾到各平台的利益，再结合市政府“自上而下”智慧技术赋能养老服务思想的贯彻。可在取得共识的基础上，以某家平台为依托构建统一的智慧养老服务平台，并开放接口，接入现有的各级各类平台，经过 2—3 年的努力，逐步过渡到全市统一的智慧养老服

务平台，向全国辐射和示范。

（三）激活有效市场，在兜底保障的基础上引导养老服务市场的发育

现在的老人享受的各种服务，要么是统一由相应层级的政府买单，要么是因为政策的改变而不断调整服务的内容。建议上述统一运营平台股份公司建立后，调研不同类型、不同年龄段老人的需求，对于兜底保障的养老服务需求继续由政府采购，对于非政府兜底的养老服务需求，筛选出有购买意愿的服务和产品以及有购买力的需求。针对有购买意愿的服务和产品，大力引进各类的养老服务商。针对有购买力的需求，政府可以引入补贴制度，按照逐年递减的方式减少补贴的发放，如助浴服务第一年补贴 50%，第二年补贴 40%，第三年补贴 30%，培养老人的消费习惯和对平台的黏性，逐步激活养老服务市场。

（四）发放“智慧助老”个人荣誉证书，提升家庭在智慧技术赋能养老中的积极作用

北京市作为首善之都，在科技助老、智慧助老方面理应走在全国的前列。北京市人口中的大学生比例很高，可以调动并提升家庭中的子女在智慧技术赋能养老中的作用。建议各街道、各区和市政府逐级评选“家庭智慧助老”先进个人，作为个人代际反哺和社会责任感的体现，要求提交老人使用智慧养老服务或设备前后变化的图片或视频作为佐证材料。评选并公开宣传这些先进个人，给全市家庭树立榜样，这也是社会主义核心价值观中的和谐家庭、和谐社会的体现，也会有助于全市道德

和文明素质的建设。如果获得“先进个人”称号，在这些子女的升职、升学、就业中将会发挥正面和积极的作用，一定会受到社会的欢迎。

（五）面向老年友好型社会建设，搭建“可插拔”智慧养老服务平台

2021 年，北京市老龄委印发《北京市推进老年友好型社会建设行动方案（2021—2023 年）》，推进老年友好型社会的建设。老年友好型社会建设涉及方方面面，有各种对应的养老服务系统。面向老年友好型社会的智慧养老服务平台应该是像电脑的主板一样“可插拔”的，可以将家政、照护、健康、医疗、婚恋、文旅、学习、再就业等各类系统进行连接、联动，包括接入各种可穿戴设备、监控设备、辅助设备、App 等。这要求相关部门要指导和督促前述的智慧养老服务平台统一开放数据接口、制定接口规范，在明确数据的主权、责任和利益诉求的前提下实现互用共治，保护老年人的隐私和数据安全，实现养老服务机构效益和老年人满意度的双提升。

（六）统一全市老年人的登录入口，方便老年人享受各种智慧养老服务

建议由北京市相关部门牵头，制定全市涉老补贴资金的系统必须使用统一的登录入口界面、用户名和口令的强制规定，然后授权各类养老服务企业，在全局考虑隐私的前提下，接入全市的老年人统一门户系统。要说明的是，这个统一的登录系统对于接入的机构或企业应该是免费的，是“有为政府”为“有效市场”的服务。同时，鼓励其他商业性涉老机构接入统

一的门户系统。老年人的记忆能力、认知能力都有一定程度的下降，如果统一老年人的登录用户名和密码，将会给老年人带来极大的方便，让老年人能够更畅快地享受智慧养老服务，享受到数智化社会的红利。

第8章

北京市养老服务联合体的探索与实践

黄石松　胡　清*

* 黄石松，中国人民大学国家发展与战略研究院高级研究员、老年学研究所博士导师；胡清，中国人民大学老年学研究所博士研究生。

养老服务联合体[①]是针对人口老龄化所带来的社会需求变化，通过制度创新，让基层政权有能力、有资源解决第一线的诉求的首都养老服务新范式。其本质特征是党建引领、政府主导、政企合作、政社合作的有机统一。进一步完善养联体机制，实现首都基层养老服务能力的全面提升，一要强化责任共担、条抓块统，理顺养老服务多元供给主体的关系；二要聚焦基本养老服务清单，明确基层养老服务能力建设的重点任务；三要尊重基层的首创意识，因地制宜鼓励治理机制和方式方法的创新，着力解决养老服务“最后一米”的体制机制障碍。

第一节　北京市养老服务联合体的发展演进

一、养老服务联合体的缘起

2017 年 8 月，在第六届中国国际养老服务业博览会开幕式暨“第六届中国国际养老服务业发展论坛”上[②]，北京市老龄协会会长王小娥介绍，北京市正着力打造老年人就近养老的区域养联体，包括区级养老服务指导中心、养老照料中心和社区养老服务驿站。

---

① 本章除政策文件表述、文件引用、标题及图题外，凡正文中涉及“养老服务联合体”的表述，为避免烦琐冗长，统一简称为“养联体”。

② 央广网．第六届中国国际养老服务业博览会在京开幕式［EB/OL］.（2017-08-04）［2023-09-02］. https：//china. cnr. cn/gdgg/20170804/t20170804_523885959. shtml.

2018 年 10 月，北京市首家“区域养老服务联合体”在东城区朝阳门街道正式揭牌[①]，在朝阳门街道办事处行政辖区内，以养老照料中心和社区养老服务驿站为服务核心，联合区域内提供养老服务的商户以及区域外的多类型服务商组建养联体，为老年人就近提供“1510”生活圈内居家养老服务（即 15 分钟到达 10 个便民养老服务项目)。

2019 年 5 月，北京市委社会工委和市民政局合署办公后召开首次全市性养老服务会议——2019 年养老服务工作推进会[②]，市委社会工委委员、市民政局副局长李红兵在介绍 2019 年养老服务工作的主要任务时指出，“要推动形成以社会治理为特征的区域养老服务联合体”。

自此，北京市养联体由自发产生进入政府推动和政策加持的新阶段，北京市各行政区开始积极探索养联体工作。2021 年，朝阳区在总结劲松街道等试点经验的基础上，出台《推进区域养老服务联合体建设行动计划（2021—2023 年）》，明确了朝阳区养联体的基本属性、功能定位、组织形式、运行机制，对全区养联体建设工作提出了具体的任务目标、时间表、路线图。

二、养老服务联合体的政策加持

2021 年 9 月，北京市民政局联合北京市规划和自然资源委

---

① 凤凰网．北京市首家区域养老服务联合体落户东城［EB/OL］．(2018-10-31)．https：//news. ifeng. com/a/20181031/60136839_0. shtml.

② 搜狐网．北京将形成区域养老服务联合体［EB/OL］．(2019-05-22)．https：//www. sohu. com/a/315585370_611014.

员会联合发布《北京市养老服务专项规划（2021 年—2035 年）》[1]，明确提出为提高养老服务资源配置效率、加强养老服务供求对接，北京市基于都市圈、北京市行政区之间、行政区内部各街道乡镇之间三个层面探索建立养老服务协同发展机制。在京津冀都市圈层面建立京津冀养老服务协同体，在 16 个区之间建立跨行政区的养老服务协作体，在同一行政区内建立街道乡镇养老服务联合体。

2022 年 4 月，中共北京市委办公厅、北京市人民政府办公厅印发《关于推进街道乡镇养老服务联合体建设的指导意见》[2]，明确街道乡镇养老服务联合体是在街道党工委（乡镇党委）的领导下，聚焦辖区内老年人服务需求，建立健全议事协商、涉老信息整合等机制，统筹辖区内养老服务机构、社区卫生服务中心（站）及各类服务商等资源，为辖区内全体老年人提供就近精准养老服务的区域养老模式。文件分四个板块，明确了养联体建设的总体要求、重点任务、运行机制、实施保障，提出“到 2025 年底，全市联合体基本建成，实现平稳有序运行；到 2035 年底，全市联合体全面建成，并取得良好成效”。文件规定了要完成的五项重点任务：一是均衡布局老年服务设施；二是统筹整合老年服务资源；三是养老服务需求未诉先办；四是打造老年宜居环境；五是建设老年友好型街道乡镇、社区（村）。实际上，这五项重点任务也体现了养联体的五项基本功能。

---

① 北京市人民政府．北京市民政局 北京市规划和自然资源委员会关于印发《北京市养老服务专项规划（2021 年—2035 年）》的通知［EB/OL］．（2021-09-07）［2023-09-01］．https：//www.beijing.gov.cn/zhengce/zhengcefagui/202109/t20210930_2505867.html.

② 北京市人民政府．中共北京市委办公厅 北京市人民政府办公厅印发《关于推进街道乡镇养老服务联合体建设的指导意见》的通知［EB/OL］．（2022-04-10）［2023-09-01］．https：//www.beijing.gov.cn/zhengce/zhengcefagui/202204/t20220414_2676387.html.

三、养老服务联合体的内涵要义

由此可见，养联体的本质要义是党建引领下的街道乡镇养老服务新模式。事实上，党的十八大以来，我国养老服务政策体系不断完善，养老服务设施加快建设，社会养老服务体系实现了“从无到有”。进入“十四五”时期，我国养老服务体系建设迈入“从有到优”的高质量发展进程，强化基层养老服务能力建设、解决“最后一米”的体制机制障碍，实现养老服务的落地、落实、落细，切实满足老年人最急难愁盼的养老服务需求，已经成为最突出的矛盾和最迫切需要解决的问题。[①]

为此，2021 年 11 月发布的《中共中央 国务院关于加强新时代老龄工作的意见》提出“着力发展街道（乡镇）、城乡社区两级养老服务网络”……“发展街道（乡镇）区域养老服务中心或为老服务综合体”……创新居家社区养老服务模式。[②] 2021 年 12 月，国务院发布《国务院关于印发“十四五”国家老龄事业发展和养老服务体系规划的通知》，要求探索建立城市养老服务联合体，“以上带下”提升基层服务能力。[③] 从这个意义上讲，北京市养联体的探索与实践起步早，已经积累了较为丰富的经验和成功的做法，对于全国具有重要的示范和引领作用。

---

① 人民网．推动养老服务体系实现“从有到优”（纵横）［EB/OL］.（2023-06-19）［2023-09-02］. http：//paper. people. com. cn/rmrb/html/2023-06/19/nw. D110000renmrb_20230619_5-05. htm.

② 中华人民共和国中央人民政府．中共中央 国务院关于加强新时代老龄工作的意见［EB/OL］.（2021-11-18）［2023-09-01］. https：//www. gov. cn/gongbao/content/2021/content_5659511. htm.

③ 中华人民共和国中央人民政府．国务院关于印发“十四五”国家老龄事业发展和养老服务体系规划的通知［EB/OL］.（2022-02-21）［2023-09-01］. https：//www. gov. cn/zhengce/content/2022-02/21/content_5674844. htm.

四、养老服务联合体建设初见成效

截至 2022 年底，北京市 343 个街道乡镇均已建立养联体决策机制。基本做法是发挥党建引领作用，成立街道乡镇养联体建设领导小组，由街道乡镇党政主要领导负责，邀请辖区内与养老服务相关的单位参与，组成核心层和关联层，定期召开联席会议，统筹辖区内各类型养老服务资源，研究决定辖区内重大养老服务问题。在此基础上，一些街道乡镇开始建立需求发现机制等，搭建信息化平台，布局智慧化终端设备，统筹服务资源送达。养联体成为整合“最后一公里”养老服务资源的重要平台，成为对接养老服务供需的重要平台，成为老龄化背景下基层社会治理的重要抓手，其功能作用主要体现如下。

（一）需求发现功能凸显

长期以来，北京市养老服务中的突出问题是老年人的需求不能及时、精准发现，供需不能精准、有效对接。“十四五”时期，北京市在人口老龄化加速的同时，一个显著特征是老年人口面临队列更替。20 世纪 60 年代“婴儿潮”出生的人口进入老年期，并成为老年人口的主要组成部分，新老年群体的经济状况、健康状况、社会交往、思想观念等均与传统老年群体表现出较大差异，具有更强的自主意识、消费意识、参与意识，对健康养老、精神文化、社会参与、自我价值实现等提出更高要求。[①] 与此同时，“50 后”“60 后”老年人经历了低生育时期，子女

① 央广网.“60 后”开始迈入老年阶段 “十四五”时期北京将进入人口深度老龄化社会［EB/OL］.（2020-09-20）. http：//news.cnr.cn/dj/20200920/t20200920_525268624.shtml.

数量明显减少，空巢老人、独居老人比例将明显增加，家庭养老功能逐渐弱化，对居家照料、巡视探访等社会化服务的需求更大[①]，并且在基本日常生活服务逐渐得到保障的前提下，需要更加丰富的文化娱乐、教育活动，需要信息化社会适应的引导，需要社会参与和自我价值实现的机会。

养联体机制的建立，以需求发现（挖掘）为牵引，成为街道乡镇实现“未诉先办”的重要抓手，实践中也涌现出多种模式。一是以“微心愿”作为载体，发挥志愿服务队伍作用，实时收集心愿清单，实时开展服务响应，打造为老公益服务网络，一定程度上形成了“未诉先办”机制。二是在居家巡视探访过程中及时了解和反馈老年人的居家养老和生活服务需求。三是结合社区医养结合服务，通过家医签约、家庭病床、养老家庭照护床位等建立基层服务机构与老年人的“握手机制”。如朝阳区东风乡通过在社区卫生服务中心内设立社区养老服务驿站，及时发现老年人的医养结合需求，实现多层次、多渠道医养结合协同服务。四是依托网格化管理，在辖区内的社区养老服务驿站全面配置养老顾问，发挥社区养老服务驿站总服务台的作用，建立基本养老服务台账与基本养老服务清单，主动发现老年人需求，并实现服务转介。

随着需求发现机制的建立，与过去的养老服务相比较，通过养联体提供的服务内容和服务形态也逐步演变发展。如东城区朝阳门街道养联体经历了从 1.0 版到 2.0 版再到 3.0 版的升

---

① 李建伟，王炳文．我国人口老龄化的结构性演变趋势与影响［J］．重庆理工大学学报（社会科学），2021（6）：1-19.

级迭代，探索出养联体“6+N”模式。[①] 其中，6 项服务内容为歇歇脚、喝口水、解内急、防走失、敢救助和助老包（即助老服务包）；N 为涵盖养老、医疗康复、应急处理等多方面、多领域的服务供给。西城区什刹海街道通过养老顾问链接“15 分钟居家养老宜居圈”内的服务资源，实现“一环兜底线、二环保基本、三环全覆盖”的居家养老服务目标；建设“服务、文化、公益”三位一体联合体，“以场地换服务”，广泛开展社会动员，形成多元共建格局。门头沟区探索建立了“3+1+N”居家养老服务新模式，“3”指的是三张床（机构养老床位、社区养老服务驿站临时托养床位、养老家庭照护床位），“1”指的是一张餐桌，“N”为 N 项为老服务。[②]

（二）资源整合作用提升

街道乡镇以养联体建设为抓手，采取多种方式盘活区域资源，发挥养联体的体系化效能，促进供需对接和养老服务落地。如针对首都功能核心区养老服务资源匮乏的矛盾，东城区朝阳门街道养联体牵头协调成员单位与昌平区养老机构合作，解决养老床位不足；利用养联体成员单位链家等机构提供公益为老服务，与高德地图、滴滴公司合作，解决老年人叫车、打车难问题，想方设法扩大为老服务资源。丰台区因地制宜形成了以街道办事处、养老服务机构、社会组织、科技企业等为运营主

---

① 新浪网．落实养老服务“最后一米”，东城区朝阳门街道建了个“联合体”［EB/OL］．（2023－04－08）［2023－09－02］．https：//news.sina.com.cn/o/2023－04－08/doc－imypquvz5571330.shtml.

② 中华人民共和国民政部．建设好“三张床”规划好“一张桌”——北京市门头沟区探索构建“3+1+N”居家养老服务模式［EB/OL］．（2022-01-30）［2023-09-02］．https：//www.mca.gov.cn/n152/n166/c45349/content.html.

体的多种类型的养联体运行模式，并正在积极拓展医疗卫生机构承接养联体的可行途径。通州区探索建立由政府搭台、专业机构运营、社会多方力量参与的“1+2+3+N”模式，即搭建一个政府养联体平台，依托政府和社会两种力量，建立街道—社区—居家“三位一体”服务模式，根据老年人的需求量身定制服务项目，逐步实现居家养老的精准化、多元化、多方位、全过程。门头沟区将全区划分为四个养老协作区域，统筹全区养老机构床位资源，以“以机构辐射周边”“以机构带站点”“驿站服务延伸至居家”为工作思路，整合社会资源、村集体经济，促进服务的连片化，取得了初步的实效。

值得一提的是，养联体机制在疫情防控期间发挥了特殊作用。从养老机构的驻点值守、居家老年人核酸检测、疫苗接种、物资保障等多方面发挥了平台和枢纽作用，通过养联体实现了医疗机构、医药公司、慈善组织等各方面社会资源的大统筹，建立了居家特殊老年人动态管理台账，加强了居家特殊困难老年人巡访关爱，在进行正向舆情引导、疏解社会情绪、释放民情压力、保障社会稳定等方面都发挥了不可替代的作用，一些好的做法值得总结、固化、推广。

（三）供需对接作用增强

2023 年 5 月，北京市民政局开通“北京养老服务网”[①]，旨在打造养老服务“一网通查”的供需对接平台，养老服务“一网通办”的在线服务平台，养老服务诉求“一网通答”的互动

① 北京市人民政府．北京养老服务网 6 月 28 日重磅上线！一网通达 北京养老“全新出发”迈入智慧新时代［EB/OL］．（2023 - 06 - 27）［2023 - 09 - 01］．https：//www. beijing. gov. cn/fuwu/bmfw/sy/jrts/202306/t20230627_3147622. html.

交流平台。多数区建立了区级养老服务综合信息平台，运用智能化手段，强化对街道乡镇养老服务工作的支持，增强“最后一米”数字化供需对接能力。如西城区依托区级养老服务指导中心（西城家园）搭建智慧养老大数据平台，将区级老年人信息平台、互联网助餐平台、智慧医疗平台、养老家庭照护床位监管平台进行整合与系统集成，并与市福利平台进行对接，在手段上实现联动。海淀区初步形成“一张网、一键通、一体化”的智慧养老信息管理、服务监管、补贴扶持等统一信息平台，实现对全区养老要素的系统整合、运行。通州区在推进全区统一的养老服务信息化平台的基础上，鼓励街道乡镇信息平台错位发展，玉桥街道开发的“玉见 App”赋能老年人参与社区治理，通过云直播、线上邻里社交等形式，引导老年人参与基层治理、分享身边趣闻趣事，提升身心健康素养，促进社区“向心力+动员力+聚民力”形成；见帖即办，回应群众身边事，提升基层治理效能；同频共振，凝聚民众治理力，强化家园共同体意识，提升为老服务智慧力。石景山区多个街道通过在养联体内设置信息化平台，为辖区老年人家庭安装智能水表和远红外线感应器等设备，实时获取老年人的数据信息，主动研判独居老年人异常情况，通过“线上+线下”的方式确保独居老年人生活安全。

（四）社会动员作用释放

区别于传统的行政机制主导、自上而下推进的工作方式，养联体机制有利于更好地激发市场机制、社会机制的作用，有利于志愿服务和慈善公益互助等方式的融合发展，有利于形成政府、集体、老年人（家庭）等多元主体共同参与、老龄化风险梯次承担、老龄事业人人参与的新格局。比如，海淀区北航社区依托大型金融企业泰康打造养老服务全链条生态环境，由泰康出资建设和运营智慧化平台，引进公益基金会，补贴小微服务企业、志愿者服务队和老年人协会等社会组织，打造社区服务的新场景，形成以社区养老互助社为依托，物业、社区养老服务驿站、社会组织、生活性服务业小微企业等多元参与的互助服务体系，形成邻里互助、亲友相助、志愿服务常态化的长效工作机制。再如，门头沟区在偏远农村地区广泛建立“握手机制”，促进养老机构与医疗机构握手，与120急救握手，与属地镇街握手，充分整合政府、机构、社会单位等资源。以密云区为代表的远郊区（农村地区），通过养老互助员上门服务，以邻里互助（点）作为链接点，对于解决农村地区因地广人稀、支付能力低造成的服务覆盖难、机构选址难、机构投资高运营难等问题，发挥社会力量进行了有益的探索。

综上，区别于过去，养联体机制提高了日常化养老服务工作的质量和效率，促进了各参与主体的平等合作、互惠互利，减少了工作协调的环节、时间和成本。总体而言，北京市养联体的建设促进了各类为老服务资源的下沉，促进了政策、项目、资金、人才在街道乡镇层面的整合和统筹，促进了养老服务需求的发现和“最后一米”供需的精准对接。养联体逐渐成为整合养老服务资源的重要平台、对接养老服务供需的重要平台、提升养老服务质量和效能的重要抓手，成为老龄化背景下首都基层社会治理创新的典型范式。

第二节　北京市养老服务联合体的典型案例

在街道乡镇养老服务联合体试点过程中，北京市各区结合自身资源特征和老年人口需求现状探索出适合本土特点的养联体服务及运作模式。本章以东城区朝阳门街道、西城区什刹海街道以及密云区十里堡镇为例，阐述不同背景下养联体的不同服务模式，为在全市范围内推广提供经验借鉴。

一、东城区朝阳门街道养老服务联合体

（一）朝阳门街道养老服务联合体的基本情况

朝阳门街道总面积共 1.24 平方公里，辖 9 个社区，截至 2022 年底，常住人口 30473 人。其中 60 岁及以上老年人口 7835 人，占总人口的 25.7%。在全部老年人口中，80 岁及以上老年人口 1922 人，占 24.5%，独居、空巢、计生困难、特困老年人口 477 人，占 6.1%，属于老龄化严重且保障型老人比例较高的街道。

2017 年，朝阳门街道办事处在市民活动中心（街道办事处内设事业单位）成立了居家养老管理中心，负责本地区养老工作的统筹规划、服务设计与分析、政策服务落地等工作。到 2022 年底，经过 5 年多的探索，已经形成了由辖区内养老照料中心、社区养老服务驿站和社区卫生服务中心（站）组成的长期进院、短期驻站、居家入户、基本医疗及卫生服务“四位一

体”养老服务格局，朝阳门街道养联体也经历了“联—合—体”从1.0阶段至3.0阶段的发展历程。

1. 1.0阶段：“联”——自发阶段

由居家养老管理中心牵线搭桥，把228家商户作为养联体的成员单位，提供“8+N”暖心服务，“8”是“规定动作”，包含歇歇脚、喝口水、解内急、防走失、敢救助、助老包、有问候、聊聊天等服务，“N”是商户自行提供的特色服务。养联体成员单位签订暖心服务协议，街道办事处为签约商户上“养老服务机构综合责任险”。签约商户悬挂养联体统一标识、标牌。

2. 2.0阶段：“合”——资源融合阶段

一是通过循环义仓、“微心愿”服务行动等，将辖区内所有企事业单位的资源用社会治理的理念和社工的工作方法进行联合，在需求和服务上进行融合。针对保障型老人和其他老人开发及提供不同的服务项目、服务内容。二是通过微公益联动，引导辖区内企事业单位以公益促经营，以运营带公益。三是通过“五社融合”，将社区志愿者、社会组织工作者、慈善机构等资源和力量进行融合，用服务链的方式，打造一个整体服务生态链和“一站式”服务形式。

3. 3.0阶段：“体”——一体化发展新阶段

这一阶段，街道工委以党建为引领，专题研究部署地区养老工作，将养联体建设列入街道年度重点工作清单，形成主要领导亲自抓、业务部门扎实抓、相关力量共同抓的工作局面，并以党建经费支持养联体的实际运营。一是实现了养老服务设施与资源的均衡布局，探索了“三床+一床”服务模式。二是养老服务资源与公共资源一体化发展，探索了物业、家政、护理、养老管家、志愿服务等多种资源一体化发展模式。三是构筑需求精准发现机制。将辖区内老年人划分为基本养老服务对象、精准助老老人、高龄独居老人、双高龄老人、老残家庭、重度失能老人等细分类型，实现分层分类管理。四是建设老年宜居环境，包括开展适老化改造、提供辅助器械、升级社区硬件设施等。在此基础上建设老年友好街区。比如，在市场监管审批过程中，将老年工作事项作为前置审批，将是否符合老年友好标准作为企业准入的条件。五是搭建基础数据平台，建立呼叫信息平台，细化老人身份标签，动态更新台账，完成街道老年人信息共享，通过数据汇聚与分析，为老年人提供个性化服务。六是强化运行机制保障。建立服务资源整合优化机制、精准助老服务保障机制、供需对接服务机制、社区养老服务驿站监督管理机制、联合体服务效能评估考核机制、数据信息动态更新共享机制，全方位保障养联体的运行。

（二）朝阳门街道养老服务联合体的“1+2N+8”运行模式

“1+2N+8”的联合运行模式中，“1”是街道居家养老的顶层设计，成立居家管理中心，作为枢纽型机构；“2N”是一体两面，一面是具有共享经济特点的街道居家养老服务模式创新，另一面是老龄化背景下的基层治理模式创新；“8”是指养老设施布局、精准助老体系、老年宜居环境、老年友好街区等 8 个养老生态圈板块。

1. 养老服务联合体组成

养联体的成员主要由公共服务机构、养老服务机构、生活服务机构、文化服务机构、公益服务机构等组成。公共服务机构主要指的是辖区内政府或国企主管的公共服务类机构，包括党群中心、政务中心、市民中心、社区卫生服务中心、市场监管所、社区居委会、水电气等机构；养老服务机构包括辖区内的社区养老服务驿站、养老照料中心等；生活服务机构主要指的是辖区内的各类商业化服务机构，包括银行、超市、餐厅、药店、茶馆、书店等，也包括从辖区外引入的其他服务资源；文化服务机构指的是辖区内的文化服务资源，包括社区活动室、文化活动中心、文化空间、博物馆、图书馆等；公益服务机构指的是面向区域内老年人提供公益慈善、互助志愿的无偿服务资源，包括基金会、爱心企业、爱心人士、志愿者等。

2. 医养结合："三床+一床"服务模式

"三床"指的是机构养老床位（147 张）、养老家庭照护床位（79 张）、临时托养床位（5 张）；"一床"指隆福医院分院及社区卫生服务中心的医疗床位，共计 92 张（见图 8-1）。养联体统一将以上床位纳入医养服务一体化，通过 13 个医疗服务网络精准划分，以及区域医疗机构之间充分联动，以实现地区养老床位和医疗卫生床位的有效流转与服务。朝阳门社区卫生服务中心（站）除提供公共的基本医疗服务以外，还提供健康监测等医疗服务包服务，实现个性化定制，做到上门医疗。下一步将实现"一带三站"，即医疗服务带，和包括社区服务站、社区养老服务驿站、社区卫生服务站在内的三站合一，为老年人提供全方位的医养结合服务。

机构养老床位	养老家庭照护床位
87张+60张 分布在东篱养老院和天颐照料中心	79张 由天颐照料中心牵头
临时托养床位	**养老病床（医疗床位）**
5张 设立在天颐照料中心	60张+32张 设立在隆福医院分院（老年综合病研究中心、三级中西医结合医院）以及朝阳门社区卫生服务中心

图 8–1　朝阳门街道养老服务联合体“三床+一床”服务模式

3. 公益服务机制：循环义仓+“微心愿”服务行动

志愿服务是重要的助老服务力量，是居家养老工作不可或缺的部分。朝阳门街道通过组建“互助+志愿者联盟”，为地区老人活动提供志愿服务、协助街道养老；广泛发动学生志愿者，开展节假日陪伴老人、参加助老活动；创新性地探索建设循环义仓服务模式，实现了企业与社会资源助老服务的新渠道。

2016 年 7 月成立“互助+志愿者联盟”。以互助为宗旨，开展低龄助高龄、“微心愿”服务、关爱特殊群体等全方位多层次的志愿服务，初步形成了精准帮扶、培训常态、节点活动等组织方式。同时，以“志愿者联盟”为载体，整合各类志愿服务资源，规范志愿服务内容，挖掘、培训志愿者骨干及精神领袖。将志愿服务由传统的“单向受益”转变为志愿者服务社会、社会回馈志愿者的“双向受益”，促进了志愿服务的全民化、长久化。

在此基础上，创建了循环义仓运行模式，即以中国传统慈善思想为底蕴，厉行勤俭节约、践行绿色环保的社区公益项目。主要是动员企业和家庭捐赠闲置的适老化产品、残障用品、护理用品及其他各类生活物资，让有需要的基本养老服务对象、残疾人无偿使用，对其他人群实施公益租赁。租金用于对捐赠物资进行日常消毒、维护、保养等日常支出。

此外，养联体还创造性开展了“微心愿”服务行动。定期对地区特殊老人的“心愿”进行收集和整理，通过整合地区志愿资源，对接地区新鲜胡同小学、第一师范学校附属小学等小学生志愿者，以及企业白领、地区爱心商家等公益力量，帮助完成老人的“心愿”，弘扬敬老、孝老、爱老的传统文化，营建老年宜居环境氛围。

二、西城区什刹海街道养老服务联合体

什刹海街道属于老城区、平房区，老年人口相对集中。截至 2022 年底，辖区常住人口 71446 人，其中 60 岁及以上老年人口 17603 人，占总人口的 24.64%。全部老年人口中，80 岁及以上高龄老年人 5546 人，占 7.76%；失能老年人 2836 人，低保老年人 444 人，低收入老年人 28 人。辖区共有 4 家养老机构、5 家社区养老服务驿站、1 家养老配餐中心，以及以医养结合为特色的海馨健康小屋等公益为老服务机构。

（一）什刹海街道养老服务联合体的基本情况

2019 年，什刹海街道开始养联体建设工作，以“轻资产、重服务、搭平台、营氛围”为宗旨，建设“服务、文化、公益”三位一体联合体，形成立足社区、辐射居家的养老服务合力。在街道工委、办事处统一领导下，以辖区为服务范围，以养老照料中心和社区养老服务驿站为核心服务单位，联合区域

商户、公共服务商以及区域外的多种类型服务商，建立养老服务联合体、公益服务联合体和文化服务联合体，共同组成街道区域养老服务联合体（见图 8-2），将老年人身边的“15 分钟生活圈”升级为“15 分钟居家养老宜居圈”，在地区营造敬老、助老、孝老的和谐氛围，提升老人居家养老生活质量，提高地区整体养老服务水平。

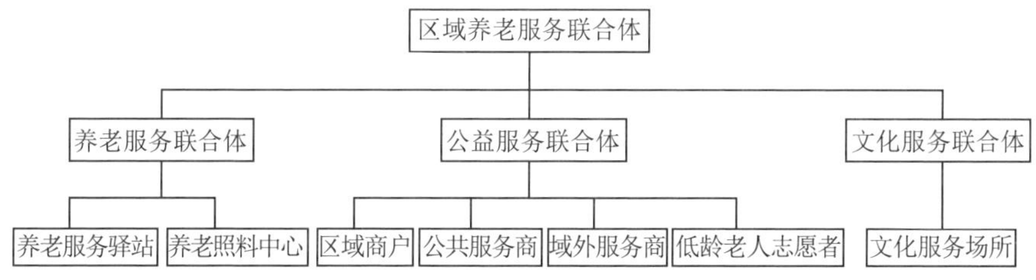

图 8-2　什刹海街道区域养老服务联合体组成

在准入条件上，明确：一是申请单位持合法营业执照且满足其他合法经营条件；二是签署公益合作协议并履行协议内容；三是按照要求悬挂“什刹海区域养老服务联合体”统一标识（见图 8-3）。

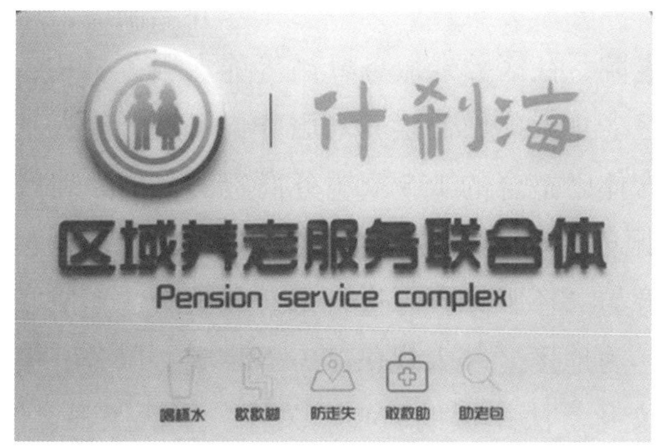

图 8-3　什刹海街道区域养老服务联合体统一标识

养联体成员的权利与义务包括：一是悬挂“什刹海区域养老服务联合体”统一标识；二是优先承接政府购买项目，为地区老人提供服务；三是纳入《什刹海养老服务联合体宣传册》，发放到街道及老人手中；四是受邀参与街道组织的推广活动、公益日活动，提高成员单位在地区居民中的知名度；五是在联合体有效期限内，由政府提供养老服务机构综合责任险；六是为部分联合体成员单位配置助老服务包（工具箱），方便提供基本的养老服务内容，各服务商可根据自身优势，创新提供特色助老服务；七是积极参加什刹海区域养老服务联合体开展的各项活动；八是接受什刹海街道的监督管理，配合服务数据统计。

（二）什刹海街道养老服务联合体建设主要做法

以“服务需求联调、服务力量联合、服务监管联治”为核心模式。秉承“三级五方联动、科学分类精准服务”工作机制，打造地区养老服务“金三环”，实现“一环兜底线、二环保基本、三环全覆盖”的服务目标。一环兜底线指为辖区老年人提供公共养老服务资源，保障老年人养老刚需，如养老照料中心、敬老院、社区养老服务驿站等养老服务机构；二环保基本指为辖区老年人提供低偿养老服务，保障老年人基本养老需求，如联合体已整合的155家服务商资源，可为地区老人提供26类养老服务和108项细化养老服务项目；三环全覆盖指将一环服务资源与二环服务资源进行汇总与整合，形成联合体养老服务菜单，为地区老年人提供“7+N”暖心服务，使老年人所需的公共文化、法律援助、心理关怀、生活照料、健康管理、适老化改造等各类服务全覆盖。具体做法及特点如下。

1. 建立联席会议机制

在街道党工委领导下，制定《什刹海街道养老服务联合体议事协商制度》，逐步搭建联合体议事协商机制（见图 8-4）。主责科室：市民服务中心（事业单位）。核心层：养老服务机构、志愿服务团体。关联层：平安建设办公室、城市管理办公室、社区建设办公室、民生保障办公室、各社区。

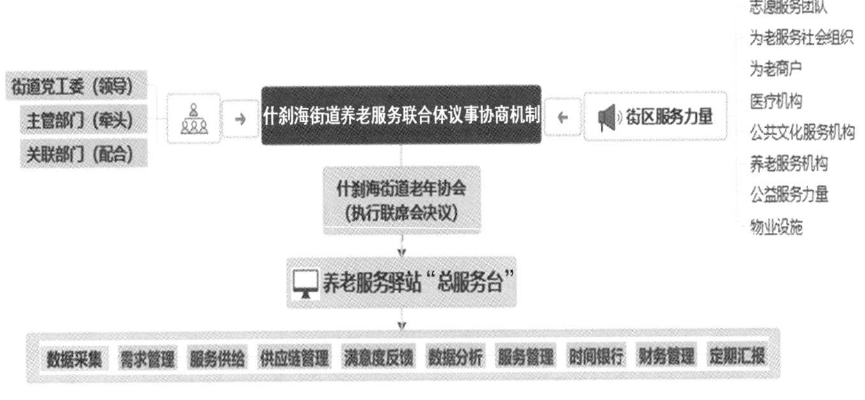

图 8-4　什刹海街道养老服务联合体议事协商机制框架图

2. 建立需求联调与发现机制

采取服务需求联调，以科学分类为原则，实施养老服务需求的动静态管理。具体做法是，组织专家通过制定调查问卷、案例讲解、督导培训等方式，指导社区、志愿者、第三方机构围绕康复理疗、医养结合、精神关爱、适老化改造等方面，深入社区开展需求调研，形成静态需求服务库。同时，在日常工作中指导社区、志愿者及社区养老服务驿站在责任片区服务中不断更新服务对象日常需求，实现需求动态管理。社区、志愿者以主动发现、老人及家属主动上报的方式，在网格化服务过程中采集老人需求；辖区各社区养老服务驿站通过巡视探访方式，每月采集、更新、动态管理服务对象养老需求；社区组织动员志愿者每半年开展一次需求调查，定期掌握辖区老人需求。

3. 建立资源整合及服务送达机制

一是整合辖区内外养老服务资源，打造10分钟养老服务圈。具体由市民服务中心发挥牵头作用，通过对接辖区内企业商户、第三方养老服务机构、社区养老服务驿站等，联合地区工商所、税务所、城管办、社区等职能部门，打造多元养老服务体系。同时，街道通过为签约商户挂牌，配置助老包，为商户上缴保险，不断健全签约服务商的保障机制，引导爱心企业加入街道公益养老服务体系之中。养联体成立以来,已整合辖区内包括家政、维修、康复、餐饮、银行、邮局等26大类、可提供108项服务项目的155家服务商，为老年人提供常态化“7+N”暖心服务。二是全面升级社区养老服务驿站服务功能，打造社区养老服务驿站“总服务台”。编制辖区商户服务手册，发放给社区养老服务驿站，组织38家服务商，与社区养老服务驿站签署服务合作协议，精准满足辖区内老年人个性化需求，实现平均每家社区养老服务驿站拥有包括修脚、物业、助餐等不同种类的15家服务商资源。三是不断嵌入创新元素，丰富和充实公益服务体系。建设“海心”志愿者为老服务队伍、海馨健康小屋,打造“微孝”系列品牌项目。整合志愿服务力量，推进医养结合服务。提供助老出行“暖心车站”智能化服务，在胡同主要出入口设立站牌，方便老年人一键呼叫出租车，降低“数字鸿沟”给老年人带来的困难。为特殊困难老年人安装“慧心安”居家安全设施和“一键呼”，通过安装智能电、水、气表和远红外线感应器等设备，实时获取老年人的用电用水用煤气等数据信息，主动研判独居老年人异常情况。

三、密云区十里堡镇养老服务联合体

作为北京市第一个开展邻里互助工作的试点区域，密云区农村养老邻里互助模式自 2020 年开始探索开展，2021 年底，农业农村部、国家发改委联合发布了第三批全国年度公共服务典型案例，密云区“邻里互助点”养老服务模式成功入选。在此基础上，密云区开始谋划建设农村养联体，选择在十里堡镇开展试点工作。十里堡地处平原，是离城区最近的镇，养老助残、志愿服务、康复服务等资源相对丰富，两年以来试点工作取得了一定的成效，是目前全区唯一一个较成型的养联体。2023 年密云区民政局计划在与十里堡镇条件相似的高岭镇、东邵渠镇继续推行相同的服务模式，深化农村养联体的探索实践。

（一）十里堡镇养老服务联合体的基本情况

十里堡镇辖 12 个村 5 个居委会，常住人口约 3 万人，户籍人口约 2.2 万人。其中，60 岁及以上老年人约 6000 人，老年人口比例超过 27%。在养联体建设过程中，将养老机构、社区养老服务驿站、邻里互助以及当地其他资源进行整合，达到“集中养老有机构、社区服务有驿站、独居老年人有邻里互助”的格局。其中，针对邻里互助服务点，委托第三方运营单位作为整体策划和实施方，给予专项资金支持，形成了农村地区以邻里互助帮扶为特色的养联体模式。

（二）十里堡镇养老服务联合体邻里互助模式的主要做法

1. 建立分类保障机制

在服务对象上，将子女长期在外、独自居住的老年人都视为独居老年人（独居和相对独居均包含在内），经过互助员前期调研，将有互助需要的老年人纳入邻里互助服务的覆盖范围。服务内容包含探访、电话巡访、居家服务等共约 23 小项服务，对于山区而言，还有帮忙劈柴、收拾农活等即便不在服务清单也贴近老百姓需求的服务，具体服务内容没有条条框框的限制。在特殊时期、重要节日或面临极端恶劣天气时，还将加大服务频次。区别于纯农村或纯平原地区，十里堡镇的特点是集中混居，楼房、平房交杂分布，因此，结合地理环境特点，将包括助残康复、医院、党员服务队、志愿者、团委、社工及社会组织等各方资源进行整合，以实现资源辐射。

2. 形成邻里互助网络体系

在实现方式上，主要是在党委的领导下，依托养老机构和社区养老服务驿站作为承接主体来推行。区民政局通过招标比选的方式，在每个镇选择 1 家社会信誉好、为老服务经验丰富的养老服务机构作为“邻里互助点”的管理机构，再由它们立足本乡本土、就地取材用人，在村里遴选有爱心、孝老敬老的人员，通过培训成为邻里互助员。邻里互助员根据“邻里互助点”的服务标准，为所负责的 10 位独居老年人提供相应的保障与上门服务。点位的主要任务是互助员向点位内老人输出服务，并以此为核心发现老年人需求。

从实际运行情况看，互助员多是四五十岁的农村留守人员、闲置劳动力，如中老年留守女性。每位邻里互助员以家庭住址为单位，并以其住所作为“邻里互助点”，服务周边的 10 名独居老年人，发挥邻里间“平时离得近、有事来得快、遇急帮得上”的优势，开展就近服务。邻里互助员上门会带着百宝箱，里面包含各类器具，如理发推子、血糖仪、急救包、降压药等以便为老年人提供基础服务，同时，会邀请专业人员提前对邻里互助员进行技能培训，如由红十字会负责培训急救技能，使邻里互助员具备满足老年人多样化需要的复合型技能。

在资金支持上，主要来自北京市市级专项资金拨付，每年按照一个点位 2 万元进行补贴支持，其中包含管理费、服务费、培训费以及给互助员的补助等。邻里互助员享受每名服务对象 100 元/月的补贴，按照“邻里互助点”的服务数量给邻里互助员发放补贴，并且将补贴数额与服务对象满意度挂钩，促进邻里互助员保质保量地提供服务。

为进一步提升邻里互助服务的规范化程度，密云区民政局给 100 个“邻里互助点”统一制作了公示牌，要求邻里互助员在岗时必须佩戴工作牌、身穿“蓝马甲”，并制定了《邻里互助服务项目实施管理办法》《邻里互助工作监督考核办法》，为每个邻里互助员发放记录手册，用于记录服务开展情况；聘请第三方监管机构，通过入户调查、电话回访等方式监督服务效果。此外，还依托区养老服务指导中心信息监管平台建立了“邻里互助点”服务数据验真机制，为邻里互助员安装手机 App 软件，记录他们的服务地点、服务时长等，确保服务记录的真实性。

第三节　北京市养老服务联合体建设中存在的突出问题

养老服务落地、落实、落细的重点在基层，难点也在基层。人民群众对养老服务工作的评价，归根结底在于养老需求能不能及时、有效、经济适用地得到满足。党建引领、政府主导、政企合作、政社合作的有机统一，最终都要落到街道乡镇这个基本的治理单元来实现。养联体作为一种组织形式和工作机制创新，能不能发挥效能，能不能可持续发展，归根结底在于，区别于传统的养老服务方式，养联体能否促进资源整合和供需精准对接，能否促进老龄化社会治理体系和治理能力现代化水平的提高。从北京市养联体的探索与实践来看，也出现了一些共性的问题，从中折射出的是基层“最后一公里”养老服务体系建设中的突出问题。

一、建设不平衡制约整体工作推进

养联体建设的不平衡在一定程度上影响了全市养老服务体系建设工作的整体推进，影响到新时代首都老龄事业的高质量发展。总体而言，首都功能核心区养联体的探索较早、基础较好、机制较健全，并因地制宜形成了多种模式，需要进一步总结经验做法加以推广。城市功能拓展区和城市发展新区“有城有乡”、情况复杂，大多采取了“试点先行、逐步推开”的方式，在建设路径、运行模式等方面进行了有益的探索，但也存在试点数量少、覆盖面窄，整体工作推进慢等现象，还没有在全区形成“百花齐放”的格局。

从全市范围看，农村养老服务工作是短板，相比于城市地区，农村地区的养联体建设工作起步晚、覆盖面少、工作基础较薄弱，资金支持力度小、专业人员不足，并且农村地区内部也呈现显著的不充分、不平衡的特征。农村养联体建设还处在摸索、试验、试错阶段，情况也更复杂。农村老人多具有收入低、身体差、留守多等特点，因人口密度、消费习惯和理念不同而面临养老服务的需求差异、服务送达等复杂问题，导致一方面养联体建设更为迫切，另一方面养联体的可持续运营更为复杂。比如，农村地区多采取“一镇（乡）一策”模式，以老年餐桌为例，门头沟区依据不同地域特色，城区主要推行“餐饮企业+餐桌”“连锁驿站+餐桌”；山区主要推行“精品民宿+餐桌”“公益食堂+餐桌”，依靠村经济组织开展。但由于民宿工作日工作量少，老年人餐饮服务需求少，支付能力弱，这一模式也存在企业和社区养老服务驿站无法创收、可持续发展难等问题。

二、政策不配套影响体系化效能发挥

长期以来，社区各类养老服务供给主体小、散、杂。社区养老服务活力不足，居家上门服务发育不足，机构辐射居家服务不足，互助养老服务和志愿服务“散点化”，智慧养老服务存在“有平台少交易”等现象。老年人和家庭普遍反映，老年人需要整合式、一站式服务，但找不到符合要求的综合性供应商。养老服务供应商普遍反映，老年人支付意愿和能力比较弱，市场发育不充分，养老服务获客成本高、整体成本高、规模效应不足，普遍希望建立多主体参与、上下游服务衔接的产业链、生态链。受成本制约和对服务纠纷、违法事件处置的担忧，服务商不愿上门、不敢上门，服务送不进家的现象普遍存在。究其原因，归根结底在于养老服务“最后一米”缺乏整合各类资源的有效机制，资源配置质量和效率不高，社会交易成本高。

养联体的应运而生，顺应了老年人的需求特点，以党建引领、政府主导，建立需求发现机制和资源整合机制。在需求侧，及时发现和汇集老年人异质性养老服务需求；在供给侧，在服务商之间以共同的议事规则、定期的工作协商机制，把零散的专业化的服务整合在一起，从而实现供需两端的精准对接。养联体从本质上讲，既是一个共享经济的模式，又是一个共建共治共享的社会治理方式，有利于把行政资源和社会资源链接起来，实现福利机制、市场机制、社群机制的有机统一，实现各方面资源共建共治共享的格局。

但在养联体建设中，还存在一些体制性障碍，养老服务供应商、养联体成员单位、商户、社会组织等普遍反映：一是养联体建设中政府究竟应该承担什么责任、提供哪些支持、以什么样的机制和方式推动工作；二是在“三边四级”养老服务体系中，养联体与各区级养老指导中心是什么关系，同一行政区内不同街道乡镇养联体之间是什么关系，如何通过政策引导和机制设计，在养老照料中心、社区养老服务驿站、居家养老上门服务商等多元主体之间形成上下贯通、错位经营、优势互补的格局，而不是互设藩篱、恶性竞争。这既是“三边四级”养老服务体系建设中必须明确的问题，也是养联体建设中应该明确的问题，更是科学界定政府与市场的关系、政府与社会的关系，有效发挥市场机制和社会机制作用的关键。

三、运行机制不协调影响可持续发展

(一) 服务商之间的激励机制不完善

养联体参与主体既包括直接提供养老服务的相关机构，也包括间接相关的生活性服务商，虽然从形式上建立了资源整合平台，但由于不同主体存在不同利益诉求，如果各主体间议事协商、信息整合、业务转介、准入退出、纠纷处置、互惠共享机制不明确，资源就难以有效融合，无法为老年人提供“一站式”服务，并导致经营主体对养联体的参与积极性不高，久而久之，就可能影响到养联体的可持续发展，甚至导致“名存实亡”。由于养老服务的特殊属性，这类机制完全靠众多商户等单位自发产生比较困难，没有政府和政策上的支持也难以为继。为此，各参与主体普遍希望职能部门能够出台包括养联体议事协调机制和规则、养联体成员准入退出规则等政策性指南，或加强工作指导，在以政府主体为核心的公共部门、以市场（企业）组织为核心的营利部门、以社会组织为核心的非营利部门之间，建立有效的激励约束机制，实现行政机制、福利机制、社群机制、市场机制之间的有机统一。

(二) 社会机制可持续发展动力不足

一方面，城乡社区各类为老服务社会组织发育不足，一般生活性服务组织多，老年人急需的康复护理、心理慰藉等专业性服务组织少，服务质量不高；公益性基金会等组织开始关注养老服务，但作用发挥还不够；老年人协会等基层自治类组织还没有充分普及，其作用发挥也很不够。[①] 另一方面，志愿服务机制是各类组织更好发挥作用的载体，是重要的基层社会治理机制，也是降低养老服务成本的重要手段，更是养联体有效运行的重要支撑。但在目前的养联体运行机制中，缺乏对志愿者的人身意外保险等保障机制。部分街道乡镇以本辖区为单元，探索建立时间银行模式，如石景山区八角街道依托街道市民中心，结合“老街坊”志愿服务机制，采取信息化手段，建立统一的志愿者申请、资格审查、积分兑换等机制，但由于缺乏统一明确的政策支持，辖区商户参与度不高，志愿者奖励、回馈、积分兑换等工作难以坐实。

（三）信息整合机制不畅通

一方面，现行的区级养老服务信息化平台对接市级部门掌握的基础数据（如养老助残卡系统、市养老福利信息系统等）不畅通，民政、卫健、医保、社保等部门之间存在“信息孤岛”现象；另一方面，养老服务对服务半径和服务送达有更高的要求，基于街道乡镇建立的信息化平台更有利于“线上+线下”业务的达成，实现“最后一米”的服务落地，避免“平台空心化”“有平台无交易”。特别是在疫情期间，有些街道乡镇花费大量人力、物力、财力建立了养老服务信息化平台，或者在综合治理信息平台中包含养老板块的服务内容，但如何与市、区两级养老服务信息化平台实现资源共享，提高常态化下平台运行效率，有效降低平台运营成本，真正实现线上线下业务的

① 黄石松，孙书彦．我国社区居家养老的发展历程、现实困境与路径优化［J］．中国国情国力，2021（10）：9-13.

互通，成为平台保持生命力、实现可持续的关键。养联体各成员单位普遍反映，在数字治理上，应进一步明确街道乡镇信息化平台与区级养老服务信息化平台的关系，加强与市级养老服务信息化平台的有机衔接，既推进数字平台的共建共享，又避免重复建设，最大限度实现数字赋能养老服务。

第四节　加快北京市养老服务联合体建设的建议

习近平总书记指出，“社会治理的重心必须落到城乡社区，社区服务和管理能力强了，社会治理的基础就实了”[①]。如何让基层政权有能力、有资源在第一线解决问题，打通国家治理的“最后一米”，形成在基层一线解决问题的导向，始终是国家治理面临的挑战和关键问题。为此，各地区无不将基层治理改革作为城乡治理变革的重要选项，街道、社区、社会组织等成为改革的关键主体。[②]

从全国其他地区经验来看，各地在推进基层养老服务资源整合方面形式多样，但皆离不开政府、社会、市场等多元主体参与。在运行机制方面，上海等地更强调“自下而上”发挥市场社会力量，通过社区居民领袖、社区能人、骨干志愿者等实

① 人民政协网．构建“共建共治共享”社会治理新体系——聚焦2021年度新时代社会治理创新座谈会［EB/OL］．（2021-12-24）［2023-09-02］．https：//www.rmzxb.com.cn/c/2021-12-24/3010996.shtml.

② 李东泉，蓝志勇．行政体制改革与基层治理能力提升［J］．南京社会科学，2021（4）：92-99.

现组织机构良性运转①；而青岛等地更强调发挥政府牵头作用，并制定养老工作考核、问责机制，层层压实养老责任②。北京市养联体建设是在街道乡镇党建引领下，以辖区养老照料中心、社区养老服务驿站、卫生服务中心等核心层服务主体以及各类服务商等关联层服务主体为依托，以常态化议事协商机制和信息化平台为支撑，为老年人提供就近精准养老服务的资源整合平台、供需对接平台、老年人社会参与平台、服务监督和诚信建设平台。养联体不是“建不建”的问题，而是“如何建”的问题。

一、聚焦基本养老服务，明确建设重点

构建公平可及的社会化养老服务体系是实施积极应对人口老龄化国家战略的基础性、支柱性工作，而落实基本养老服务制度是社会化养老服务体系建设中的基础性、支柱性工作，也是人民群众最急难愁盼的民生工程、民心工程。③ 中央已经出台《关于推进基本养老服务体系建设的意见》④，街道乡镇养老服务工作首先要聚焦基本养老服务体系的完善，发挥养联体在落实基本养老服务清单上的主导作用。从老年人需求来看，北京市99%的老年人选择了社区支持下的居家养老模式，社区居

① 民政部政策研究中心，上海市老龄科学研究中心课题组，王杰秀．上海社区居家养老服务支持体系研究［J］．科学发展，2016（7）：78-87.

② 陈为智．当前社区居家养老服务中的关键问题反思及前瞻［J］．西北人口，2016（3）：100-104.

③ 胡宏伟，蒋浩琛．我国基本养老服务的概念阐析与政策意涵［J］．社会政策研究，2021（4）：16-34.

④ 人民网．中办国办印发《关于推进基本养老服务体系建设的意见》［EB/OL］．（2023-05-22）［2023-09-02］．http：//politics. people. com. cn/n1/2023/0522/c1001-32691165. html.

家中的失能、失智和高龄老年人的长期照护是重中之重、难中之难。[①]“十四五”时期，北京市将面临财政增收放缓和养老事业发展资金需求刚性增长的双重压力，养老服务必须聚焦失能、失智、高龄等重点人群，加快完善社区居家层面的基本养老服务体系，多措并举增加社区居家养老服务供给。[②] 这个问题通过社会化服务解决好了，也能将家庭年轻成员的活力释放出来，对于激发社会动能、促进养老服务和社会和谐都将起到积极的作用。

二、聚焦“条块分割”，理顺决策机制

在养联体建设中，决策机制建设是龙头，必须建立常态化议事协商机制，明确各参与主体责任，定期研究解决辖区内养老服务体系建设重大问题。街道乡镇承担资源统筹、需求发现、服务组织、回应呼声和监督管理等方面的属地职责；各相关部门按照部门职责和任务分工参与联合体工作，为联合体运行提供便利条件；老年人代表参与民主决策、民主监督，充分反映老年人诉求。为此，要推进“街乡吹哨、部门报到”向社区深化，按照条块结合的原则，变“各自为政”为“互联互促”。要进一步明确街乡社区在老龄事业发展中的责任清单，鼓励各街道乡镇因地制宜，创新养联体运行模式，以老年人的需求为导向，实现从“老人到处找资源”到“资源围着老人转”的转变，实现政府机制（福利机制）、市场机制、社会机制的有机

① 北京市人民政府 . 99%的老年人选择在家养老 针对这一实际情况——创新居家养老将扩大试点范围［EB/OL］.（2023-05-23）. https://www.beijing.gov.cn/fuwu/bmfw/sy/jrts/202305/t20230523_3110212.html.

② 黄石松 . 积极应对人口老龄化的北京探索［J］. 新理财，2023（6）：60-64.

衔接，发挥体系化的整体效能，从而实现多元主体优势互补、错位经营、互惠共赢的格局，实现养联体运行效率最大化。[①]

三、坚持市场导向，完善资源统筹机制

综合研究养联体建设支持政策，细化对基层工作的指导，确保养联体的可持续健康发展。一是完善老年人需求发现机制。在网格化管理的基础上，根据老年人需求分级分类，推广“微心愿”等做法，以网格化管理为单元，以分级分类管理为原则，建立常态化的老年人需求发现机制。二是完善业务转介机制。通过信息化手段，以公约（契约）形式明确各类运营商的法律关系，形成一种资源整合、转单转介机制，发展平台经济，在需求侧将老年人需求进行分级分类和整合，进一步引导老年人消费行为习惯、激发老年人消费需求。在供给侧将各类不同的专业化服务商整合在一起，形成一站式服务，形成规模经济，从而实现供需之间的精准对接，提高养老服务的质量和效能，降低监管成本、方便督察考核。三是构建整合服务生态链。政府通过购买的服务方式，以落实基本养老服务清单为抓手，建立科学的服务标准、价格清单，完善服务监管和纠纷调处机制，建立服务商准入退出机制，优化养老消费市场环境，逐步把市场培育起来。四是提高养老服务标准化水平。通过标准化、规范化服务给老年人明确的预期，同时营造更多的体验化场景，养老服务需求和供给之间具有相互激发的关系，依靠场景体验激发需求，通过体验式服务、激发式服务引导并激发老年群体

---

① 黄石松．积极应对人口老龄化的北京探索［J］．新理财，2023（6）：60-64.

进行消费，让老年人明明白白消费，放心舒心消费。

四、坚持互助共享，激发社群机制效能

政府引导激发社会组织、社会力量广泛参与养老服务，营造全社会共同推动养老服务工作的氛围。一是将志愿服务全面引入养老服务，通过志愿服务完善需求发现机制，创新服务送达机制。包括养老家庭照护床位、巡视探访等志愿服务的常态化。加快发展社会心理服务等专业志愿服务队伍建设，探索"社工+义工"联动服务机制，提升互助志愿养老服务的专业性。二是推进养教结合互助模式。发挥志愿者作用，依托社区服务机构、养老服务机构资源，开展形式多样的老年教育活动。鼓励具有专长的老年人在社区成立各类助老工作室，为社区老年人提供服务。让所有热心参与老年服务公益事业的人都能够出得了力，帮得上忙。鼓励亲属或社区邻里开展养老服务，推动低龄、活力老年人照顾和帮扶特定老年人群体的普遍性开展。三是推动志愿服务数据共建共享。纳入街道乡镇养老服务信息化平台，并通过接口与全市统一的时间银行管理系统实现对接，实现志愿服务数据信息的整理归纳和共享使用，科学评估志愿服务的整体效果，实现志愿服务的长效和可持续发展。建立志愿者的人身意外伤害险，坐实志愿服务的时间银行机制及其兑换。[①]

① 胡金东，马小霞．老龄化背景下"时间银行"互助养老模式的难点与着力点——基于南京市的探索实践［J］．创新，2022（1）：99-108.

五、数字赋能优化“三边四级”信息治理机制

要把养老信息化工作作为基础性工作，加强市、区、街道、乡镇各级养老信息化工作的统筹。要系统性建设并提升信息整合机制，建立公共数据与社会数据的共建共享机制，增强各层级平台之间的互联与集成整合效能。一要实现养老数据融合一体化。建立街道养老服务数据中心，实现一网覆盖、一个 App 通用。在数据汇聚的基础上，以满足数据分析应用场景为切入点，建立健全专题库和分析库。建立一套统一的、标准的数据视图，进而建立数据分析系统，为养老服务资源配置提供决策支持。二要实现养老服务集成一体化。全面实施养老服务顾问制度，推进养老服务集成。养老服务顾问负责对老年人进行建档、能力评估、需求评估，利用数据中心的大数据对老年人进行综合能力的分析和风险预测，综合多方面的情况制定服务计划，通过信息平台的数据交互实现数据互认，调度本地服务资源，指导服务机构提供服务，实现街道乡镇养老服务资源的统一调度和管理。三要实现养老服务综合监管一体化。基于覆盖全街道乡镇的数据资源库，对平台基础设施、业务服务系统、服务运营情况进行实时监控和监督管理，创新街道乡镇养老服务的费用评价、绩效评价、监管评价，有效实现养老信息资源的协同、共享和利用。完善智慧养老运营管理的政策保障，推进形成政府、企业、社会共同参与的运营保障体系。

六、因地制宜加快农村养老服务联合体建设

农村养联体运营模式与机制需要因地制宜。农村养老工作

最核心的因素是“人”，是“组织”，农村养老服务要实现“从有到优”，关键的是要把农民组织起来，把资源组织起来，把需求和供给有组织地对接起来。[①] 从这个角度上讲，农村养老服务要从基层社会治理改革的整体性视角来思考。其中，要进一步明确乡镇党委、政府在养老服务中的属地责任，赋予其统筹辖区内各类养老服务资源的职能，建立与民政、卫健、医保等职能部门有效协调的“条块关系”。要进一步发挥村居两委（党委会、村民委员会）的作用，完善农村老年人协会组织建设，通过老年人协会，将健康、低龄、活力老年人组织起来，实现邻里互助；实现老年人对公共事务的民主参与、民主决策、民主监督[②]；真正实现习近平总书记提出的“老龄工作有人抓，老年人事情有人管，老年人困难有人帮”的要求，不断增强广大农村老年人的获得感、幸福感、安全感。

① 谢启秦，屈贞．新时代农村养老服务高质量发展的核心要义、动力因素与实现机制［J］．陕西行政学院学报，2023（3）：17-21.

② 黄思．社会治理视域下的农村老年组织：治理资源与参与机制［J］．云南民族大学学报（哲学社会科学版），2021（6）：74-79.